日本共産党と医療生協・民医連の民主的再生のために

性暴力の隠蔽をやめ再発防止論議を

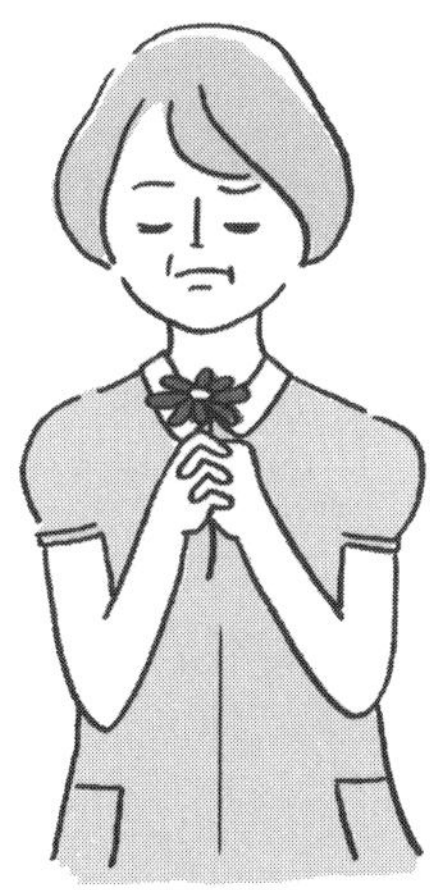

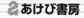

平澤民紀

あけび書房

【本書を手に取って下さった皆さんへ】

皆さんは病気になった時、どんな医療機関にかかりたいと思われますか？

多くの方は、患者の人権が尊重される、信頼できる人格ある医療従事者に診てもらいたい、安心して医療を受けたい。お金のあるなしに左右されない平等な医療を受けたい、と思われるでしょう。

医療従事者も、培ってきた能力を発揮し、ハラスメントの心配がない安全な職場で安心して働き、患者さんに良い医療を提供したいと思う方がほとんどでしょう。

患者も職員も、その医療機関がどんな理念を掲げ、私たちの命や暮らしを守ろうとしているのか、そこに共感し信頼を寄せてやって来るのだと思います。

私は、そうした無差別平等の医療、患者の立場に立つ医療を理念に掲げ、職員と患者・生協組合員が協同して医療介護・健康づくりに加わる希望を持って、医療生協さいたま生活協同組合（以後、医療生協さいたま）・埼玉県民主医療機関連合会（以後、埼玉民医連）に就職しました。ほとんどの職員は決して楽ではない労働環境のなかで、患者・組合員の願いに応えるため、献身的に働いています。

しかし、役員や医師の一部は、職場内性暴力で職員を苦しめてきました。そしてそれを反省するどころか、その性暴力を隠蔽し、声をあげた職員を探し出し懲戒しようとしています。そして頼りとした日本共産党までが、役員会と共謀して性暴力を隠し、私を除籍しました。

私自身が見聞きして来た職場内性暴力と、それに対して立ち上げた「医療生協さいたまのセクハラをなくす会」（以後、なくす会）と「日本共産党・セクハラを許さない医療生協さいたま組合員有志後援会」（以後、有志後援会）の闘いを本書にしたためました。

医療生協と民医連と日本共産党はこの日本になくてはならない組織です。そう思ってくださる皆さんが、最後までお読み下さること願っています。

※性被害者について：本著では女性を前提に記述していますが、男性の性被害を軽視するものではありません。

※本書の表記

『「」』について：通知や意見質問書からの抜粋、書籍等からの引用した場合に使用しています。原文で「」が使われている場合には『』を使用しています。

〝〟について：文書や録音などの物証は残っていない発言の主旨や内容を紹介する場合に使用しています。

はじめに

これから医療生協さいたま＝埼玉民医連（以後、医療生協さいたま）の役員会と日本共産党埼玉県委員会（以後、県委員会）の共謀による、党員専務による職場内性暴力とその隠蔽について述べていきます。可能な限り証拠を引用しながら述べていきます。そのため読みづらい面がありますがご了承下さい。

最初に論点を簡潔に紹介します。

① 県委員会書記長（現委員長）による公益通報者保護違反について。

県委員会柴岡祐真書記長（以後、柴岡氏）は、自身の性被害を通報したAさんの情報を無断で加害者側に漏洩しました。また、理事長によるAさんへの懲戒圧力を制止しませんでした。

これは公益通報者保護違反です。

② 医療生協さいたま理事長による生協法違反（背任）について。

医療生協さいたまの雪田慎二理事長（以後、雪田理事長）は、齋藤民紀前専務理事（以後、齋藤前専務）の職場内性暴力を知りながら懲戒を怠たり、退職金付きの自己都合退職を理事会に提案

斎藤氏の職場内性暴力とは

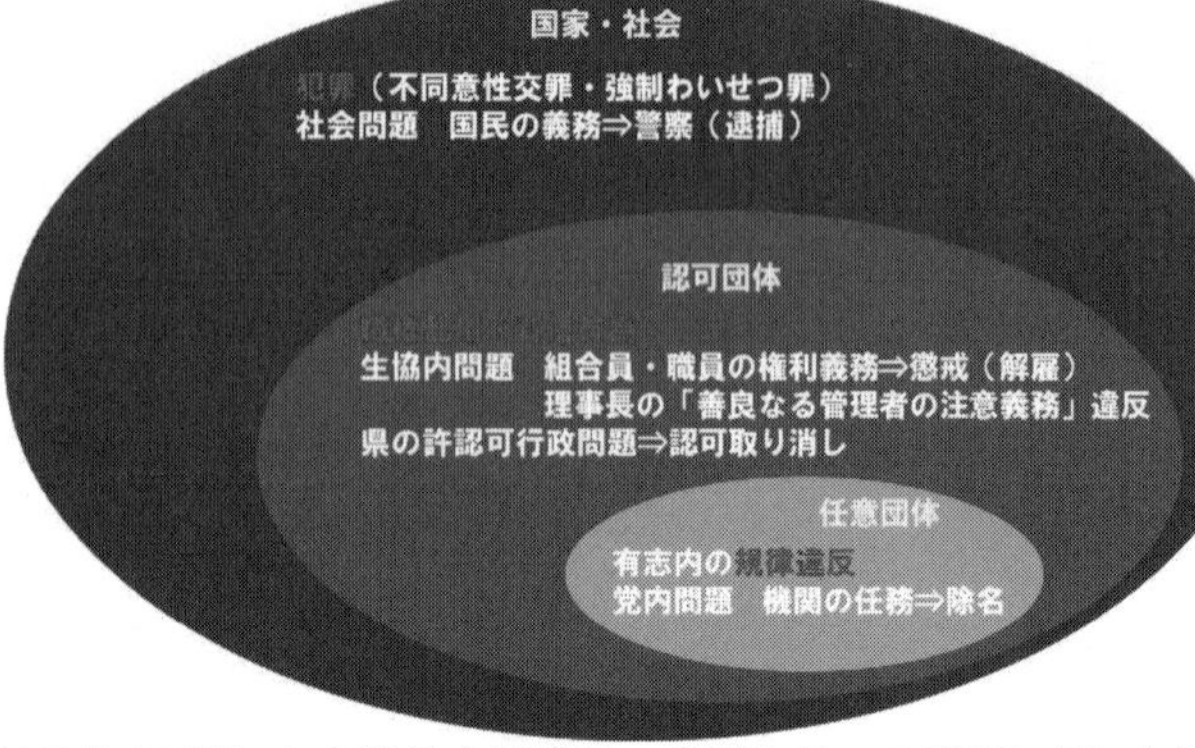

2021年5月28日に中央委員会組織局・吉岡次長への説明に用いた図

し承認させました。これは生協法違反であり、背任です。

③日本共産党による生協法違反について。

　党員である柴岡氏と雪田理事長は、共謀して組織的に齋藤前専務の職場内性暴力を隠蔽しました。これは日本共産党による医療生協の政治利用であり、生協法違反です。

　皆さんが、常にこの3点に立ち返りながら本著をお読み解きいただければ幸いです。第4章「背任行為」、第6章「公益通報者保護違反」、第7章「生協法違反」は、その章だけでもご理解いただけるように記述しました。また、医療従事者の皆さんには、性被害者の立場に立った良い医療を提供するために、終章をお読みいただきたいと願っています。

　巻末に用語解説と登場人物の解説を添えました。日誌と、日本共産党や医療生協さいたまや全日本民医連等に送った手紙も掲載しました。参考にして下さい。

『日本共産党と医療生協・民医連の民主的再生のために　性暴力の隠蔽をやめ再発防止論議を』●目次

序章　協議中の除籍

第1節　44回の無回答

２０２３年8月8日の夜、私は日本共産党台東地区委員会の事務所に来るように指示を受けました。そこで私は日本共産党からの除籍措置を申し渡されました。〝この措置は規約にはない〟とのことでした。また、私の除籍措置について〝通知などの記録文書は残さない〟ことも併せて伝えられました。その夜の私との協議の後、地区委員会で除籍を決定し都委員会の承認を得て所属の谷中支部へ事後報告し、私の除籍措置は完了するとのことでした。

こうして、私の正式な除籍措置日は２０２３年8月29日となりました。

私は、あしかけ6年、医療生協さいたま内の党員の自浄能力による主体的な解決、すなわち再発防止策の策定と、性被害者の名誉回復と、そのために第三者調査の実施を呼びかけ続けました。その間に中央委員会組織局・規律委員会・訴願委員会・ジェンダー平等委員会、各級機関役員に対し主だったものだけでも44通の意見・質問・訴願の文書（巻末付録参照）を送りました。しかし、ただの一通の返書もないまま、私の41年間の日本共産党員としての人生は幕を降ろされました。今も、日本共産党中央委員会（以後、中央委員会）との協議中に回答を待っている段階で除籍されたことを残念に思っています。

第2節　箝口令

例外として一度だけ私に提示された文書がありました。それは、県委員会がAさんに送った文書でした。以下にその文書の主要部分を抜き書きします。

党としては加害男性（＝齋藤前専務）を除名したことを改めてお伝えします。党の判断など内容はいつでも会ってお伝えできます（中略）。なお、他県の地区役員（＝平澤）とこの問題について連絡し、この役員を介して県委員会に連絡させる等々の対応はふさわしくありません。今後そうした対応は控えていただき、必要なことがあれば直接、県委員会にご連絡下さい。また、党が除名した事実を他の党員を含む第三者に伝えることも、二次被害の拡大を含め問題解決に逆行しかねないものであり、控えるようにしてください。

[redacted]様

[redacted]

希望する環境は実現できませんでした。党としては加害男性を除名したことを改めてお伝えします。党の判断など内容はいつでも会ってお伝えできますので、気軽にお声かけください。なお、他県の地区役員とこの問題について連絡し、この地区役員を介して埼玉県委員会に連絡させる等々の対応はふさわしくありません。今後、そうした対応は控えていただき、必要なことがあれば直接、県委員会にご連絡ください。また、党が除名した事実を他の党員ふくむ第三者に伝えることも、二次被害の拡大を含め問題解決に逆行しかねないものであり、控えるようにしてください。

２０２２年１０月１２日　日本共産党埼玉県委員会

2022年10月12日　日本共産党埼玉県委員会

（（　）と下線は著者）

この文書は、県委員会がAさんに送ったものです。私は、秋間台東地区委員長（以後、秋間氏）からこの文書を通知されました。そしてこの文書が中央委員会承認の文書であることを確認しました。

私は、Aさんがこの文書を口止め圧力と受け止め抗議の意を示していること、性被害者へのあってはならないセカンドレイプであることを中央委員会へ伝えるように秋間氏へ託しました。

さらに、私はこの文書の「第三者に伝えることも～控えるようにしてください」の部分が、共産党の消費生活協同組合法（以後、生協法）違反になる可能性があると指摘しました。県委員会の違法行為を中央委員会が追認した証拠となってしまうこと、中央委員会が医療生協さいたまを利用して党員の職場内性暴力を隠蔽するように指示した証拠となってしまうため削除することを助言しました。

秋間氏は〝伝えはするが変更はないものと考えてほしい〟と返答をしました。後日、秋間氏からは、都委員会を経由して中央委員会に伝えたと報告を受けました。しかし、2025年2月15日現在、この文書を訂正したとの報告も、下線部分を取り消したとの報告もありません。

中央委員会は、生協への介入を認識した上で箝口令をしき、専務理事の職場内性暴力を隠蔽する指示をしたのです。

第3節　日本共産党員2世

私の両親は熱心で献身的な日本共産党員でした。そのため、私は物心がついた時から赤旗とマルクスやレーニンの書籍に慣れ親しんで育ちました。叔父は東京民医連の医師であり、党活動に忙しかった両親の代わりはこの叔父叔母（母親の姉）夫妻でした。幼い頃は、どの家庭でも親は夜になると県委員会に出かけるものだと思っていました。時々たくさんの大人が集まり何やら話し合いをする姿、選挙になると埼玉大学の学生が入れ替わり立ち代わりやって来て、マグロのように寝ている兄ちゃん達たちをまたいで子ども部屋に行くような生活でした。

幼心にも、共産党員が全員良い人ではないことは感じ取っていました。しかし、私が「そうだ、アトム、人間守って」と鉄腕アトムの歌を歌っていると母親が〝人間を守るのは共産党よ〟と諭すのでした。流行りの赤いスポーツタイプのミニカーをねだると、母親は〝お隣の国では理想国家づくりが進んでいる。そんな車よりこっちにしなさい〟と黄色いブルドーザーを買い与えたのでした。女性活動家であった母親から〝人民から糸一本、針一本略奪しなかったのは紅軍だけだ〟〝女性に乱暴をしないのは紅軍だけだ〟と教えられたのは中学生になった頃だったように記憶しています。

少々の風邪は民医連医師である叔父が診てくれましたが、私のかかりつけ医は埼玉民医連の浦和民主診療所でした。高熱を出し日本脳炎が疑われた時には、やはり埼玉民医連の熊谷小児病院（現・熊谷生協病院）に入院しました。

私は、小学4年生から大学を卒業するまでの13年間、赤旗日刊紙の配達を続けました。

第4節　コペル君

高校に入り日本民主青年同盟に加盟すると、旧浦和市内の3〜4校で構成されていた班に所属しました。班員にはそれぞれの学校の友達がいて、部活動もあり、活発に活動をした記憶はありません。しかし、最も強く残っている記憶の一つは、吉野源三郎の名著『君たちはどう生きるか』と出会ったことでした。私たちの民青班の支援担当だった埼玉大学の学生から紹介されたと記憶しています。最も影響を受けた本は何かと問われれば、迷うことなく『君たちはどう生きるか』をあげます。

愛知の大学で4年間、学生自治会活動と学生党支部活動に明け暮れた私は、埼玉民医連の埼玉中央医療生協（現・医療生協さいたま）に入職しました。まだ学生気分が抜けないままでしたが、上司にも恵まれ、仕事はやりがいに満ちていました。組合員さんや患者さんからお礼を言われ、食事を摂る時間も保障され、給料までもらえる仕事は、ある一点を除けば楽しいことばかりでした。

ある一点とは、一部の医師による看護師への性暴力でした。酩酊して深夜に病院に乱入する。看護師に抱き着く・キスをする。はては実習中の看護学生の尻を触るなど、その乱行は目に余るものがありました。当時はまだセクハラという言葉はなく、一部の医師の性暴力は見て見ぬフリをするか、笑っていなすのが大人の振る舞いという雰囲気がありました。

抵抗する術もない看護師の不快感と絶望の表情が今も瞼に焼き付いてます。私にとって最もつらく思い出されるのは、その看護師が私に救いの目さえ向けなかったことです。その看護師は私の無力さを知っており、私に期待のかけらも示さなかったのです。

私は共産党員でありながら、女性活動家の母に育てられたにもかかわらず、卑怯にもこの看護師を見殺しにしたのです。

第5節　民医連職員と医療生協組合員

民医連・医療生協の職員はほとんどが良心的で献身的です。それだけに一部の役員や医師による職場内性暴力によって、民医連・医療生協全体が誤解され汚されるのは残念でなりません。少なくない職員が、被害を受けながらも、組合員さん・患者さんに不安を与えたくない一心で、性被害を表沙汰にせず耐えてきました。メンタルに不調をきたした職員もおり、黙って去って行った職員も少なくはなかったはずです。悪質なのは、一部の役員や医師がこうした職員の誠意を逆手に取って増長してきたことです。

医療指標で全国47位のワースト記録を多く抱える医療過疎の埼玉県にあって、安心安全の医療づくりを進めてきた組合員さんへの思いはそれほどにも大きく、職員と組合員さんの絆は強いものなのです。

しかし、民医連・医療生協の理念とかけ離れた医療生協さいたまのこの実態を克服するために発揮されるべき職員の自浄能力を、県委員会と役員が阻害し続けるのであれば、組合員・患者そして県民とこの実態を共有し、行政や司法からの厳しい指導を受け入れさせる環境をつくる以外に克服の道はありません。

私は、5年間の努力の末、残念ながら外部からの厳しい批判が欠かせないと判断しました。冒頭に述べた44回におよぶ無回答は、日本共産党と医療生協さいたまの厳しい実態を示した数字です。

第6節　医療生協さいたまのセクハラをなくす会

Aさんが埼玉民医労と柴岡氏に自らの性被害を通報するところから始まった闘いは、柴岡氏の独断専横と役員会との共謀により、当初の予想とはまったく異なる展開を見せました。こうしたなかで、協力者の力を得て闘いを続けていくために「医療生協さいたまのセクハラをなくす会」（以後、なくす会）を結成しました。なくす会は、①職場内性暴力の再発防止、②性被害者の救済と名誉回復、③そのための第三者調査の実施、の3目標を掲げるとともに、医療生協さいたまと日本共産党に自浄能力の発揮を求め闘っています。

なくす会には、会のホームページを見た現役の職員や元職員からの連絡や、私の知人からの連絡があります。役員による露骨な齋藤前専務の職場内性暴力隠しや、総代選挙などに見られた非民主的な運営に対しては、上級管理者からも情報が寄せられます。また、医療生協さいたまの党員組合員の提案を受け「日本共産党　セクハラを許さない医療生協さいたま組合員有志後援会」（以後、許さない後援会）を立ち上げています。

第1章　民医連と医療生協

第1節　民医連と医療生協

民医連は無差別平等の医療を掲げ、お金のあるなしにかかわらず、誰もが安心して良い医療を受けることができる医療制度改革と社会変革を目指しています。1953年に「働くひとびとの医療機関」として結成されて以来、社会運動と地域医療を統一して実践してきました。差額ベッド代を取らない病院と言えばご存じの方も多いと思います。

近年では保険証がなくても、持ち合わせのお金がなくても診察を受けることができる医療機関として知った方も多いと思います。全国の民医連の病院・診療所が、この無料低額診療事業を行い、ホームレスや失業者や外国人労働者の方々の命と健康を守る最後のより所として奮闘しています。

全日本民連は「経済的事由による手遅れ死亡例調査報告」や「75歳以上医療費2割化実施後アン

ケート調査」などの報告により、労働と生活の実態から健康と医療の問題を、医学的統計学的に社会に投げかける活動で、学術活動面でもリーダーシップを発揮し続けています。また、災害時には全国から支援チームを組織し、医療支援だけではなく生活再建の活動を継続的に行っています。全国各地で公害や薬害問題などに関わり、患者や生活者の立場に立つ医療従事者の社会的役割を積極的に発揮しています。

民医連のルーツは、戦前の無産者診療所運動にあります。戦後中国で再教育を受けた医師やレッド・パージで職を失った医師、医学生がセツルメント活動（社会教化事業・居住型ボランティア）を通じて民医連運動に合流したことにあるといわれています。

※　※　※　※　※　※　※　※

医者に診てもらうのは産まれた時と死んだ時だけといわれ、まだ医療が贅沢であった時代に、医療生協は無医村でも医療を受ける権利を得るために、村の人々がお金を出し合い、お金のない人は労力や作物を持ち寄り、文字通り自らの手で診療所をつくり、医師を探し招聘してきたのが始まりといわれています。

詳しくは「マンガでみる民医連」「医福連の歴史と沿革」をネット検索してご覧ください。

民医連も医療生協も、経済力や、国籍を問わず医療を受ける権利を守ること、病気を診るだけではなく、人が病に倒れる根本問題にもメスを入れる視点と運動を持っていることが共通点です。ですから医療生協の病院や診療所の多くが民医連に加盟しています。

民医連と医療生協の持ち味の違いは運動の主体にあります。民医連は医師を中心とした医療従事者が主体となった医療団体です。それに対して医療生協の主体は組合員です。これを医療生協は「健康な人が大多数を占める医療団体」と自己規定しています。

また、民医連は法人の種別を問いません。生協法人や社会福祉法人や医療財団法人や株式会社も加盟しています。

対して医療生協は文字通り生協法人です。民主的な医療機関の全国組織に全日本民主医療機関連合会（以後、全日本民医連）があるように、医療生協には日本医療福祉生活協同組合連合会（以後、医福連）があり、それぞれが持ち味を活かして全国の仲間と交流し学び合って活動しています。

民医連と医療生協の紹介に字数を割いたのは、民医連と医療生協が日本にはなくてはならない大切な組織であることをご理解いただきたかったからです。民医連・医療生協の真の姿が、社会的弱者に寄り添い、病んだ人が患者になる権利を保障し、生活者が健やかな毎日を取り戻すために活動する組織であることを確認していただきたいからです。

そして、性被害者に寄り添い、根本的に性暴力のない日本をつくっていくうえで、民医連・医療生協の果たさなければならない役割が大きいことを知っていただきたかったからです。

第2節　埼玉民医連と医療生協さいたま

全日本民医連の構成単位は都道府県単位の「県連」です。全国には、一県に民医連加入の事業所を経営する法人が一つしかない県があります。この形態を民医連では「一県連一法人」と呼んでおり、埼玉民医連もその一つです。詳細を述べると正確ではありませんが、今回は省略させていただきます。詳しくは巻末の用語解説をご覧ください。

このため埼玉民医連は、民医連組織を医療生協法人内の職員組織、生協理事会のもとにある組織と位置づけ整理しています。これは妥当なものであると考えます。なぜなら埼玉民医連の活動は、そのすべてが医療生協さいたまの最高議決機関である総代会で議決された予算と人事のもとで執行されているからです。

これは民医連の持ち味を過小評価することではなく、従属関係としているわけでもありません。あくまでも生協法上の整理であり、ガバナンスが効かなくなることを避けるための組織運営上の原則です。

ここで、皆さんに覚えておいていただきたい事実があります。それは全日本民医連の増田剛会長が、医療生協さいたまの役員を兼ねていることです。これは、医療生協さいたま役員会が齋藤前専務の職場内性暴力を隠蔽していることを、全日本民医連が認識したうえで積極的な改善指導をしていないことを示しているからです。

第2章　齋藤（前）専務

第1節　サラブレッド

ここで短く齋藤前専務についての理解を促すために字数を割きたいと思います。それは齋藤前専務の職場内性暴力（「職場内」と限定できるのかまだ不明ですが）と医療生協さいたまと県委員会の共謀による職場内性暴力隠蔽を理解していただくうえで欠かせない情報だからです。

齋藤前専務は、東北地方の共産党員の家庭に生まれました。母親は県委員長を務め、父親は日本の被爆者運動の中心人物の一人でした。

齋藤前専務は、こうした繋がりから埼玉民医連に就職したと伝えられています。

第2節　モンスター

齋藤前専務には、若い頃から多くの女性に関わる噂がありました。当時はまだセクハラという言葉はなく、〝女性問題〟〝女グセが悪い〟などと表現されていました。齋藤前専務が20歳代の時に出向した日本生協連協医療部会（現医福連）には〝研修生に手を出した〟との話が残っていました。医療生協さいたまの総務部時代には、採用試験の面接官を担当した時に、個人的に気に入った女性に誘いをかける、今でいう就活セクハラが「結構有名な話し」であることをEさんが調査していました。同時期に何人もの女性に性的関係を要求する様子は、公然の秘密でした。私が若い時に上司から聞いた話では、齋藤前専務を性的逸脱の問題で諭した時に〝僕はカタワ（伝聞のまま）なんです〟と答えたとのことでした。この証言は、齋藤前専務が自身の性的逸脱を自覚し、それでもやめられない依存性である可能性を示しています。

私が齋藤前専務と出張した時に、信号待ちで居合わせた女性に対して〝ああいうタイプの女は意外と下着が派手なんだよな〟と解説を始め絶句した記憶があります。

Bさんは、齋藤前専務からの性被害を当時の大野元専務に匿名で訴えたと証言しています。大野元専務が齋藤前専務に対してどのような指導や処分をしたかは不明ですが、少なくとも事務長会議に報告されるレベルの処分はなかったと記憶しています。齋藤前専務はその後も昇進を続け、専務にまで上り詰めたのです。ある理事経験者は、（実名）常勤理事から〝彼（齋藤前専務）は女性にだらしなく、俺はその後始末ばかりしていた〟と聞いたと証言しています。

齋藤前専務は、医療生協さいたまが見て見ぬフリをして育てたモンスターだったのです。

第3節　エントラップメント型レイプ

ここからは齋藤前専務を通報したAさんが、弁護士に依頼して作成した約８０００字の性被害調書をごく短く要約し紹介します。個人の特定を避けるため、多くの状況証拠については割愛してあります。

※　※　※　※　※

Aさんが、職場の重責に悩んでいたときのことです。齋藤前専務がAさんに声をかけてきました。多重的なストレスに晒されていたAさんには、役員に声をかけてもらえたことが心強く喜ばしく、実際に支援によって助けられ深く感謝しました。齋藤前専務は、個別の打ち合わせを始めると、次第に社内メールでの連絡に私的な会話を増やして行きました。齋藤前専務から悩みを打ち明けられることもあり、Aさんは信頼関係の深まりと役員を励している自分に高揚感を持ちました。

ある日、誰もいない役員室で打ち合わせをした後、齋藤前専務は手帳を広げ食事の誘いをしてきました。Aさんは少しだけ〝なぜ？〟と思いましたが、役員の誘いを断っては失礼との気持ちと、役員に誘われた喜びが交錯し日時を約束しました。

その後、齋藤前専務は助手席のAさんに強引にキスをしてきました。Aさんは〝あの時なぜ逃げなかったのか〟と長年自分を責め続けていましたが、この調書を作成する過程で、驚きで身体が固まり声も出せなかった自分に気づき〝今考えると車の助手席から逃げ出すことなど不可能だった〟と考えています。

齋藤前専務は、Aさんに秘密の共有を強い、口止めしました。

齋藤前専務の狡猾さ、地位と関係性を悪用して断れない関係をつくり部下を追い込む計画的な手口をご理解いただけたと思います。しかしAさんを心身ともに支配していくその間も、齋藤前専務はほかの女性職員との関係を続け、新人女性職員を待ち伏せし、ほかの派遣職員を強引に車に乗せようとし、採用面接を担当した女性に誘いをかけていたのです。

第４節　緩んだ規律

医療生協さいたまの職場内性暴力は、齋藤前専務の特異な性癖の問題だけではありません。むしろ齋藤前専務は、全国最下位の医療過疎県である埼玉県にあって、極端な医師不足に悩まされて来た職場環境が育てたモンスターである可能性があります。

地元に医学部を持たなかった埼玉民医連は、他県に出向いて医学生をスカウトする以外に新卒医師を獲得する道はありませんでした。

齊藤前専務による職場内性暴力の一部

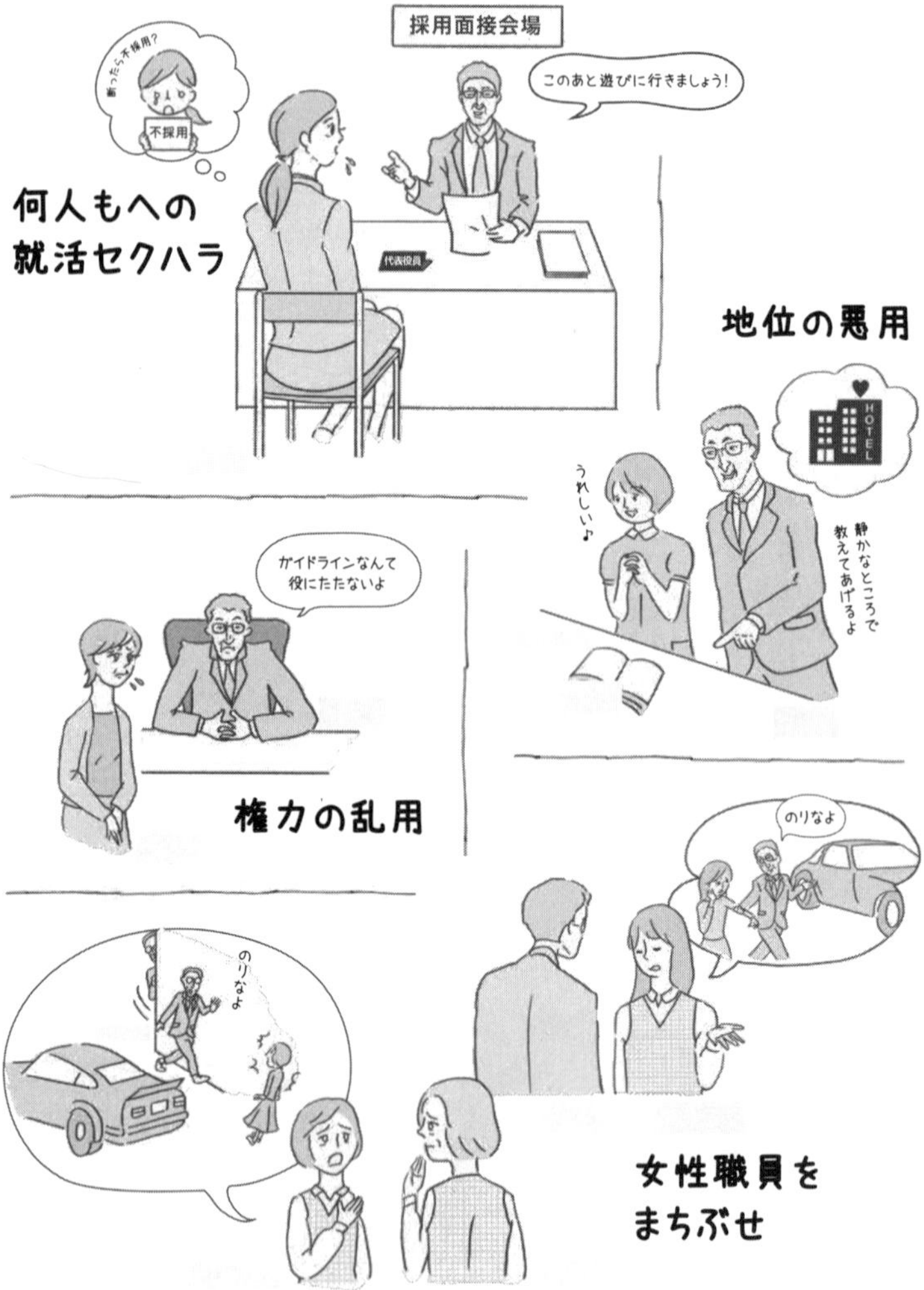
採用面接会場
このあと遊びに行きましょう!
断ったら不採用?
不採用
代表役員
何人もへの
就活セクハラ
地位の悪用
HOTEL
うれしい♪
静かなところで
教えてあげるよ
ガイドラインなんて
役にたたないよ
権力の乱用
のりなよ
のりなよ
女性職員を
まちぶせ

こうした宿命の下、埼玉民医連の医学生対策部（以後、医学対）は全国の医学対から陰で「札びら医学対」と批判されていました。飲み食い接待漬けで医学生を引っ張って行くとの意味です。医師の獲得は医療機関の存亡を左右する重大な任務であり、限られた医学生を巡る利害対立を伴う側面があったため、感情的な問題もあったとは思います。しかし、私も直接他県連の職員から聞いたことがあり、そのような批判があったのは事実です。Eさんは「（僕が）全日本に出向していた時は、（埼玉民医連の医学対の）評判悪かったね」と証言しています。

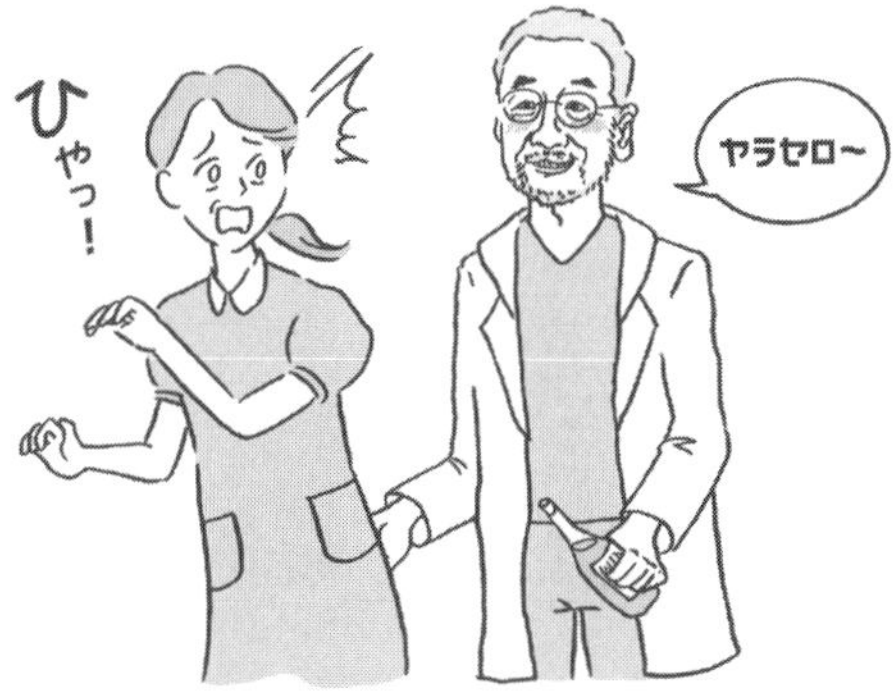

Eさんと職場内性暴力問題について協議していた時のことです。Eさんは私に〝医学対の先輩から、医学生をトルコ（現在で言うソープランド）接待していたと聞いたことがある〟と語ったのです。

現在では全日本民医連の下、医学生の出身県民医連と大学所在県の民医連の医学対が、「民医連はひとつ」の理念で民医連らしい医師を育てる医学対活動を展開しています。

医療関係者でなくても、医師が職場のヒエラルキーのトップに位置することはご存じだと思います。すべての医師にモラルの欠落があるわけではなく、大多数の医師は真面目で献身的です。特に民医連に働く医師は尊敬できる医師が多くいます。民医連で働くよりは、大学に残ったり開業した方が医師としての研究や金銭面では恵まれており、労働条件も良いからです。

しかし、医療生協さいたまにはごく少数ですが著しくモラルが欠落した医師が存在します。先に述べた極端な医師不足からくる事情により逸脱行為を咎められることなく、ロールモデルとなる先輩医師も得られないまま医師生活を送ってしまったと思われる医師が存在します。

私が直接目撃体験した情報と被害者から直接聞いた情報の一部を紹介します。

井合医師（外科）：女性職員に背後から抱き着きそのまま離さず膝の上に座らせる。階段で先に上がっていく看護師の尻を両手で掴む。宴席で女性職員のにキスする。実習中の看護学生の尻を触る。職員の小学生の娘に卑猥な言葉を浴びせる。看護長に対して〝あいつは頭では考えられない。子宮で考えている〞〝猥談に付き合えないような女はダメだ〞など職場内性暴力の情報には枚挙がありません。ふくよかな女性（職員・患者を問わず）に対して差別的表現を用いて人格攻撃をする。ほかにも巨人軍が負けた晩は当直の職員に当たり散らすなどのハラスメントの限りを尽くしています。

問題は、誰もこの井合医師の行為を咎め、処罰し、再教育できなかったことです。井合医師は埼玉協同病院の医局長、埼玉西協同病院の院長、埼玉協同病院の副院長を歴任して現在に至ります。

新堀医師（内科）：新堀医師は埼玉民医連の奨学生でした。学生時代に担当の医学対職員へ、気に入った女性職員とのデートを斡旋するように要求しています。

この時点で民医連の医師に相応しくないと判断すべきところでしたが、医学対は指名された女性職員に医師確保の重要性を説き、断れない状況に追い込みデート相手を強要する方針を選択しました。その後も新堀医師はこの女性の自宅に夜遅くにしつこく電話をかけ不快感を与えています。

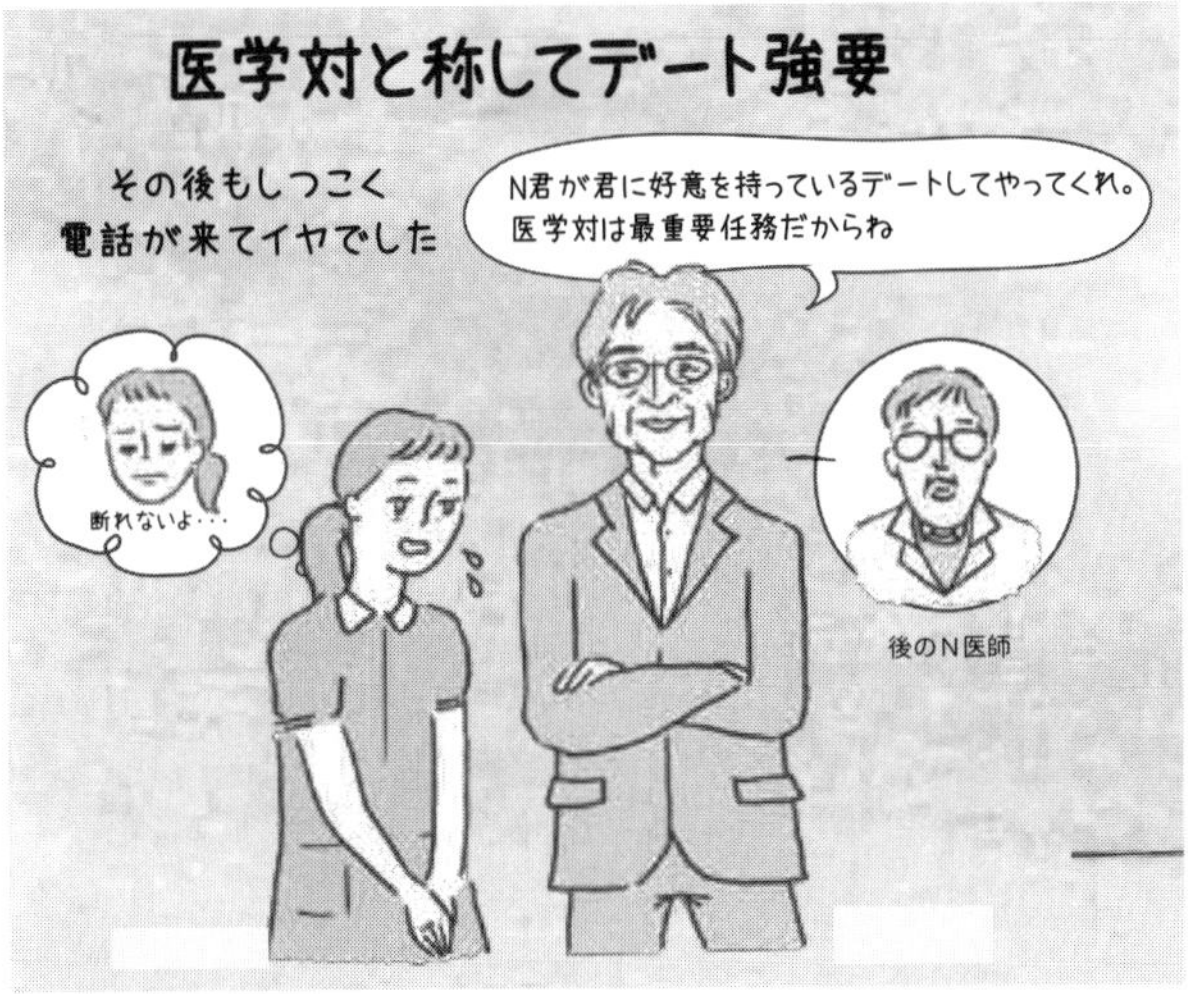

医学対と称してデート強要
その後もしつこく電話が来てイヤでした
N君が君に好意を持っているデートしてやってくれ。医学対は最重要任務だからね
断れないよ・・・
後のN医師

医療生協さいたまに就職後、新堀医師は診療所のファックスを使ってデートクラブへの申し込みを行い、その申込用紙を置き忘れたり、事務に送信を依頼したりして問題になりました。女性患者からセクハラを訴える苦情がたびたびあり、私も院長とともに事務長として是正指導を行っていました。

すでに医療生協さいたまを退職していますが、退職理由と懲戒がなされたかについての情報は知りません。

鳥海医師（歯科）：新人の歯科衛生士への職場内性暴力は生協歯科診療所内では知れ渡っており、門内になっていました。被害に遭った新人歯科衛生士は退職を余儀なくされましたが、ご両親からの抗議で雪田理事長が対応することになりました。

Cさんからの情報によると、一連の職場内性暴力を役員が認めているのはこの件だけとのことです。おそらく被害職員の家族から抗議を受け、歯科衛生士集団にも知れ渡っていたため隠蔽は困難と判断したのだと思います。

Eさんからの情報では、雪田理事長が鳥海医師に与えたのは口頭注意のみであり、懲戒委員会は招集していないとのことです。一連の医師の問題に対してEさんは「医師を腐ってもタイのように扱っていた土壌はあると思う」と証言しています。鳥海医師は口頭注意を受けた翌日に医療生協さいたまを退職し現場は大混乱しました。

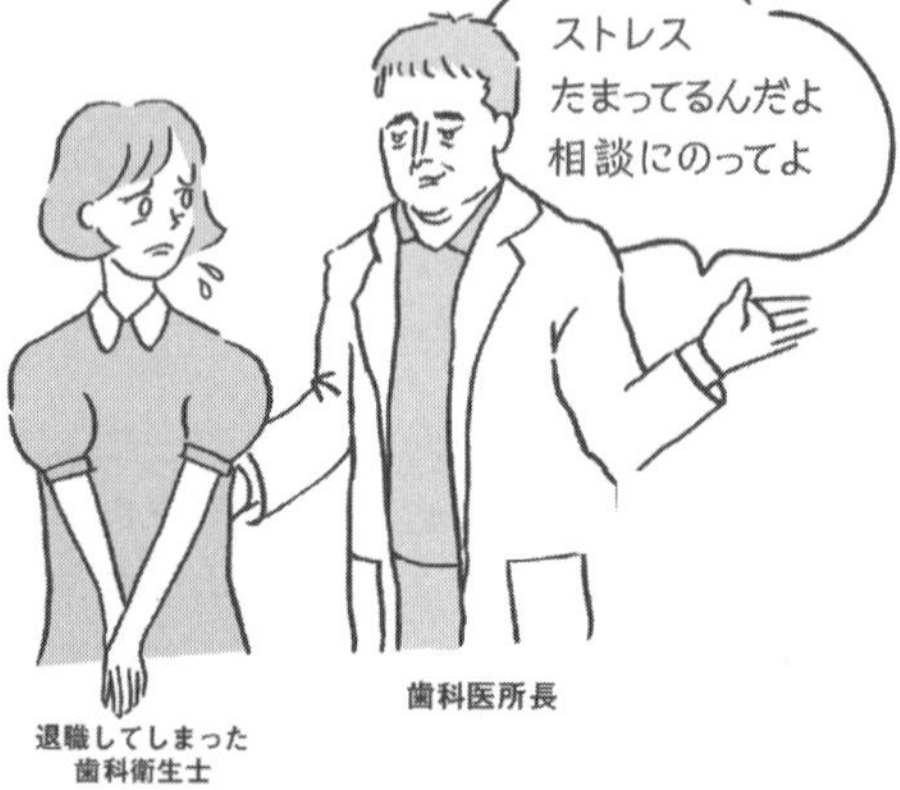
ストレス
たまってるんだよ
相談にのってよ
歯科医所長
退職してしまった
歯科衛生士

小野氏ほか：小野氏はすでに病没していますが、医療生協さいたまの上級管理者を歴任した人物です。小野氏は自身が採用した女性職員に性的関係を強要していました。Dさんの証言では医系学生担当の女性職員を〝押し倒し〟強制性交未遂を起こしています。

しかし理事会は小野氏を警察に突き出しも懲戒解雇しもしませんでした。小野氏は職員旅行のバスのなかでアダルトビデオを上映させ、宴席で既婚者に夫婦間の性生活の話しを命じ未婚職員に聞かせるなどの性的逸脱の限りを尽くした人物です。

小野氏と繋がりの深かった人物に、埼玉民医連事務局長だった桜庭氏がいます。桜庭氏もすでに故人となっています。温厚な人物と多くの人から認識されていますが、小野氏と同席している時は、若い女性職員にお酌を命じ膝枕を強要するなど横暴な面があったとの被害証言があります。医療生協さいたまの医師部長を務めた岡本氏は、宴席で部下の女性職員を隣に呼びつけ、取り巻き職員の面前でその女性の身体に触るという二重の人権蹂躙を行っています。岡本氏は職場の階段や役員室などで、別の女性職員とキスや抱擁をする姿を多く目撃されています。

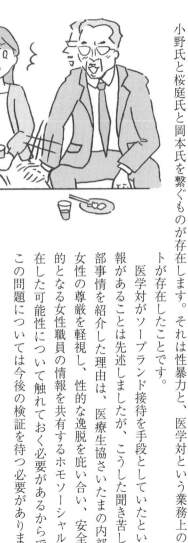

小野氏と桜庭氏と岡本氏を繋ぐものが存在します。それは性暴力と、医学対という業務上のルートが存在したことです。

医学対がソープランド接待を手段としていたという情報があることは先述しましたが、こうした聞き苦しい内部事情を紹介した理由は、医療生協さいたまの内部に、女性の尊厳を軽視し、性的な逸脱を庇い合い、安全な標的となる女性職員の情報を共有するホモソーシャルが存在した可能性について触れておく必要があるからです。この問題については今後の検証を待つ必要があります。

ほかの医師による職場内性暴力や女性問題の情報は数多くありますが割愛します。しかし、私自身が医療生協さいたまを退職しほかの２つの医療生協に務めて感じたのは、医療生協さいたまの著しい性的モラルの低さと噂の多さです。ほかの医療生協から転職してきた（実名）さんも〝だらしなさ過ぎる〟と証言しています。この感覚は埼玉民医連以外で働かなければ得られないものなのかもしれません。

老人保健施設みぬま盗撮事件：医療生協さいたまの介護老人保健施設みぬまで、２０２０年に、職員が女性用トイレに盗撮用カメラを設置する事件が起きました。盗撮を行ったこの一般職員に対しては懲戒委員会が招集され、懲戒解雇されました。懲戒解雇は妥当であると思います。問題は、前述してきた医師や専務ら役員に対する対応との間のギャップが大き過ぎることです。Dさんは、医療生協さいたまの役員は〝下には厳しいのに上に甘すぎる〟と証言しています。

加えて問題なのは、職員だけでなく、お見舞いのご家族や出入り業者も被害に遭った可能性があるにもかかわらず、この懲戒処分が職員や関係者には周知されず事務長どまりとされたことです。こうした方々への説明や謝罪のためにも、関係者には、盗撮用カメラが設置されたトイレの場所と設置期間を公表し、相談窓口を設置する必要があるはずです。しかし、そうした対応は取られませんでした。

ここにも医療生協さいたまの隠蔽体質、根本的な再発防止策は取らずその場しのぎで終わらせる姿勢を見ることができます。

ご紹介した問題は、それぞれ別々の問題であり、個別に対処されるべきものです。しかし医療生協さいたまは、全体として職場内性暴力に対して甘い、女性の尊厳に対して鈍感な組織体質があることをご理解いただけたと思います。

２０２３年10月10日に、岡まさはる記念長崎平和資料館が休館しました。理由は、著名な平和と人権活動家であり長崎市議であった岡正治氏（１９９４年死去）による「同意なく抱きつくなど」の性暴力を、30年にわたって放置してきたことを謝罪し、館名の変更などを検討するためと報道されています。

資料館によると、女性は報道機関の元記者。１９９４年春ごろ、取材対象の岡氏の自宅を訪れた際に性暴力を受けたとして、２０２０年、岡氏の名前を伏せて投稿サイトで明かしていた。資料館側は当初から女性の投稿を把握していたが何の対応もせず、今年、投稿を知った資料館の会員から「問題を放置すべきではない」と指摘を受け、関係者を通じて女性から被害状況など聞き取り、「つらい経験を話して頂いたことで事実と受け止める」とした。対応が遅れたことなどを女性に謝罪したといい、「権威ある男性を疑わず被害者の証言を重大に捉えなかった」と説明した。

女性は「加害者サイドが謝ったのは初めてです」「性暴力性搾取が少しでも減るきっかけになることを願います。とても画期的な前代未聞の動きです」などと投稿した。

資料館の崎山昇理事長は「絶対に性暴力は許さないという立場で、被害者に寄り添いながら新しい資料館として再出発したい」と話した。

（２０２３年10月12日　朝日新聞）

あってはならない性暴力ですが、起こしてしまった職場内性暴力を隠蔽するのはさらにあってはならないことです。性加害者がすでに死去している30年前の不祥事に、会員からの指摘に応えて向き合った崎山理事長の姿勢は、遅きに失したとは言え潔いものがあります。

テレビ東京でもジャニー喜多川氏の性加害に対して、「性加害のうわさは『知っている人は多くいたのに、誰も指摘しなかった。誰も告発する勇気がなかった』と反省する声があがったという」

（読売新聞オンライン）

ジャニー喜多川氏と同様に齋藤前専務の職場内性暴力は管理者の間では半ば公然の秘密であり共通の困りごとでした。ほかにも医師や幹部から〝酒の席で抱きつかれたことなど何度もあった〟（ハラスメント窓口担当者）などの証言も寄せられています。後に照会する労組アンケートの結果からも多くのセクハラ被害の実態が明らかにされています。

雪田理事長が、これら多くの職場内性暴力にどう向き合うのか注目しています。

この章を閉めるにあたって、元自衛官で自衛隊内のセクハラを実名で告発して闘い続けた五ノ井さんの言葉を紹介します。

自分のいた中隊ではセクハラは日常的にありました。隊員同士の変な結束があり、見て見ぬふりをする人が多く、上の人も本気で叱る人はいませんでした。

上に立つ人がハラスメントを見過ごすとエスカレートしてしまう。

（2022年12月1日朝日新聞より）

コラム「敵を利する論」批判

党は、富田林市で起きた元市議によるパワハラ事件と、その対処をめぐる府委員・中央委員による市党の分裂問題を明らかにせず、被害者に提出した中央委員会の謝罪を未だに赤旗には掲載していない。

党は、党員や支持者に対し党内不祥事と機関の対応ミスを国民にらせ謝罪し再発防止を論議する道を捨てた。党は原因究明と再発防止を、敵を利するとして一地方の問題に歪曲し風化させる道を選んだ。

以下にこの「敵を利する論」を批判する。

1．「敵を利する論」の定義

共産党への批判は利敵行為であるとの主張。

政治革新のために、党員であれば党の誤りや党員の不祥事に対する指摘や批判は控えるべきであるとの主張。

内部処理が相応しくない問題や内部処理が不可能な問題であったとしても、たとえ党の対処に誤りがあったとしても、党員であれば「党の内部問題は、党内で解決する規約五条（八）」の順守を問題解決よりも優先すべき、との主張を指す。

2．「敵を利する論」は問題への対処を誤らせる

党内には残念ながら豊見城市の補助金不正市議や富田林市のパワハラ市議、埼玉民医連のセクハラ専務のように、確信犯として悪事を働く者がいる。党機関にも富田林市党分裂や長崎新聞社事件や埼玉水着撮影事件のように対応を誤ることがある。

機関や関係党員が「敵を利する論」に囚われると、加害事実と被害状況を客観的かつ公平に明らかにする実態解明に消極的になり初動対応を誤らせる。そしてこれが問題の複雑化と重大化の誘因となる。

「敵」から不祥事を隠すことが大義となり、目先の組織防衛が優先され機関主導で内部処理が行われる。そして被害者を置き去りにした、根本解決とは言い難い隠蔽を含む内部処理が被

害者へ強要されることとなる。原因究明も再発防止も「敵」を利することがない範囲に留められ、責任者の処分はあったとしても穏便なものとなる。結果、再発防止は図られず被害者は泣き寝入りを強いられ、国民からの不信が蓄積していく。

3．「敵を利する論」は党の自浄機能を蝕む

あらゆるハラスメントの根絶は党是であり不祥事も同様である。その原則は党員が加害者であっても変わらない。

致命的な誤りと同じ誤りの繰り返しを避けるには、事実を認め、謝罪と再発防止と、そのための実態解明が欠かせない。タイミングや場所や敵との関係に拘泥するのは誤りである。党内の人間関係や上級の面子で斟酌するのは論外である。

元自衛官の五ノ井里奈氏の言葉「上に立つ人がハラスメントを見過ごすとエスカレートしてしまう（2022年11月26日朝日新聞）」を借りるまでもなく、不祥事への対処に公明正大さを失すればその組織のモラルやガバナンスは崩壊する。加害者は成功体験を積み、被害者は泣き寝入りを強いられ、黙認を強いられた党員は良心の呵責に悩まされることとなる。党の組織的モラルは低下し国民からの支持を失う。

「敵を利する論」による党内不祥事への対処は、党組織の自浄機能と党員の良心を蝕む麻薬であると言っても過言ではない。

4.「敵を利する論」の克服を

誤りを犯さない人間は存在せず、党が無謬であると信じている国民も存在しない。むしろ起きてしまった不祥事に向き合う真摯さと解決プロセスの透明性確保が、党を活性化させ国民からの信頼度を高めると考え、内部告発や内外からの批判を真摯に受け止める姿勢に切り替えるべきである。

党員間ハラスメントや党員間の利害関係を伴う問題、機関の誤りは、機関自身による内部解決は困難であり、かつ相応しくない。当事者間の公平性が確保できず、国民に対して透明性が確保できない。

体制的にも能力的にも内部解決が困難な問題や内部解決が相応しくない問題は、第三者機関や専門家の援助によって解決すべきである。特に機関役員が当事者となっている問題や、党員間セクハラに対してはプライバシーの保護が約束された第三者相談窓口の設置と内部通報制度が欠かせない。

セクハラに代表される党内解決が困難かつ相応しくない不祥事を抑止し、起きてしまった不祥事を早期に解決し国民からの信頼を失わないためには「敵を利する論」と、それに根拠を与える党規約五条（八）の修正、もしくは社会通念に見合った現実的な運用解釈が必要である。

第3章　埼玉民医労

第1節　労働問題として

医療生協さいたまの労働組合である埼玉県民主医療機関労働組合（以後、埼玉民医労）は、2021年に労働組合未加入の非常勤労働者や元管理者を含めた全職員を対象にハラスメント調査アンケートを実施しました。1560人から回答を得ており全員を網羅したと言っていい回収数でした。このアンケートは埼玉民医労の2021年度の運動方針である「ハラスメントのない職場づくり」の具体化でした。このアンケートを起案し、作成し、回収し、分析までを一手に引き受けたのはEさんでした。

当初Eさんさんは〝職場のセクハラについては実感がない〟との認識で、齋藤前専務の女性問題がセクハラであるとは考えず、労働組合運動の対象とは思っていませんでした。私は、レイプ神話の誤りやエントラップメント型レイプについてレクチャーしました（終章2節参照）。数々の職場内性暴力の実態を共有し、労働組合の役割と期待を話し合いました。

そんな話し合いや学習を重ねていたある日、Eさんはメーデー集会での出来事の話しをしてくれました。それは、連れて行った小学生の娘さんが、井合医師からとても文字にはできない卑猥な言葉を浴びせられた出来事でした。それが許してはならない言葉の性暴力であることを理解し合うと、Eさんは目撃していた岡本医師部長の女性職員への振る舞いについても話してくれました。

その時、Eさんは見聞きしていた様々な出来事を、労働組合の視点で職場内性暴力として認識したのだと思います。齋藤前専務の女性問題を、労働組合の問題と受け止め直したのだと思います。その後、Eさんは齋藤前専務の職場内性暴力について独自に情報収集を開始しました。

以下にEさんから提供してもらったメールを原文のとおり紹介します。

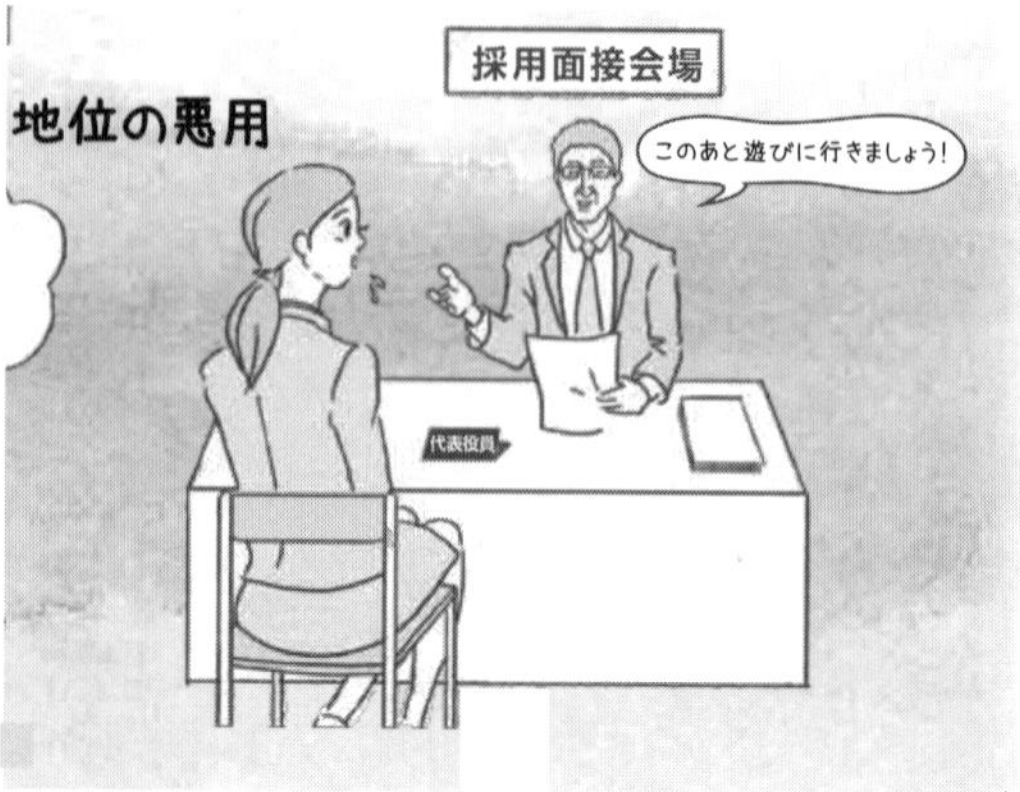
採用面接会場
地位の悪用
このあと遊びに行きましょう!
代表役員

Aさん（原文は実名）のほかに、食事に誘われて応じたら、その後にホテルの部屋取ってあると性的関係に誘われた方の事例を把握しました。

就職で面接していた人にかなり声をかけていたのは、結構有名らしく、労組四役の一部の会議では、（実名）さんだけでなく、「私も声かけられた」「私も」という状況だったらしいです。

こうしてEさんは、労働組合として職場内性暴力の実態を明らかにするために、本格的な調査を実施する必要があると判断し、全職員ハラスメントアンケートを実施する決断をしました。

私はEさんへ、警察庁の犯罪白書や性暴力問題の専門書等を紹介するなどの支援を行いました。Eさんからは1次案から3次案までアンケートの準備の進捗報告をもらい、集計後2回の中間報告（簡易版①）と民医労ニュースを送ってもらいました。

第2節　ハラスメント・アンケート

このアンケートは埼玉民医労が全職員、具体的には非常勤職員や労働組合員に入っていない元管理職の職員なども対象に実施したものです。配布から回収までの2か月間は、職員の机の上やポストに置いてあり誰もが自由に手に取ることができました。

アンケートの分析結果も職場討議の行動提起を添えたニュースとなって労働組合員以外の職員や外部にも報告されていました。そしてEさん自身が２０２２年1月26日に埼玉県庁で記者会見を行い結果の報告を行っています。

埼玉民医労
ハラスメントに関するアンケート2021
「中間報告書（簡易版①）」
（1560人分）

2021秋闘と同時に協力を呼びかけた「ハラスメントに関するアンケート」は、約2カ月の取り組みで1,560人から協力をいただきました。この数は、埼玉民医労が近年取り組んだアンケートでは最も多い回収数です。
コロナ禍の対応など厳しく忙しい職場の実態がある中、医療生協さいたまで働く多くの仲間のみなさんに取り組みの意義を理解いただき、協力いただいたことに中央執行委員会として感謝を申し上げます。

埼玉民医労は、2021年度運動方針において「ハラスメントのない職場づくり」を職員が主人公となる職場づくりの課題のひとつとして掲げました。
その背景には、2021春闘で取り組んだ、「アンケート（常勤）」のハラスメントに関する設問において、「④感じない」が65%を占めた一方で、「①上司から日常的に感じることが多い」が2.1%、「②同僚・先輩・後輩から日常的に感じることが多い」が3.0%、「③時々感じる」が28.9%で、①②③の合計が34.0%となっている実態がありました。約3分の1の職員が何らかのハラスメントの存在を感じていることは、過去数年間のアンケート結果も同様です。しかし、この間のアンケートでは、ハラスメントの実態や内容は把握できていません。
このアンケートは、医療生協さいたまの職場におけるハラスメントの実態や内容を把握し、その解決に活かすことを目的に準備したものです。この取り組みは、生協の本部労働安全衛生委員会をはじめ、中執と理事会の定期協議の場である中央経営協議会でも紹介し、生協や事業所からも回収への理解と協力をいただきました。また、2021秋闘回答書で理事会が「働きやすい職場環境の整備充実の一環として職場のハラスメント防止の取り組みをさらにすすめます。ハラスメント防止について労使間の定期協議の場を設けます。」と回答した力にもなったと受け止めています。

アンケート結果は、ハラスメント問題に特化した内容のためか、春闘アンケートよりも重大な実態や状況を示すものになりました。
職場のハラスメントの有無の設問では、「①受けたことがある」と「②見聞きしたことがある」と答えた方の合計がパワーハラスメントで44.0%、セクシャルハラスメントで21.6%、患者・利用者と家族で45.9%を占めています。この実態を改善する対策が急がれます。

この「報告書」は、第一弾として、支部・仲間のみなさんに実態を示すために急ぎ作成しました。今後は、更に詳細な問題把握と対策に活かすための分析も続け、改めて職場の仲間のみなさんに報告する予定です。

中央執行委員長　小野　民外里

作成　埼玉民医労（埼玉県民主医療機関労働組合）
中央執行委員会
（連絡先）　書記局　☎[redacted]

アンケートはハラスメントについて問うもので、パワーハラスメントとセクシャルハラスメントの2つを柱としたものでした。この場では、セクシャルハラスメントアンケート結果の一部を紹介します。

私はEさんとほかの協力者からアンケート結果を提供されましたが、先述したようにすでに公開されているものです。関心のある方、より詳しい内容を知りたい方は埼玉民医労へ請求すれば入手できるはずです。ぜひ入手してご覧になって下さい。

①アンケートの名称　ハラスメントに関するアンケート2021
②アンケート実施期間　2021年秋の2か月間
③回収数　1560人
④回答者の内訳　男性　244人　女性　1287人　無回答　20人
　常勤　787人　非常勤　710人　無回答　33人
　労組加入886人　労組未加入534人　無回答　77人
⑤セクハラを受けたことがある　92人　見聞きしたことがある　213人
どちらか、もしくは両方　9人　計314人（1560人からの一択）
⑥セクハラの内容（回答は⑤の92人による複数回答）
　性的な冗談、からかいや質問をされた　51人
　不愉快な視線を送られたり、ヌード写真など見せられた　3人

性的な含みのある手紙・電話・メールなどを受け取った　7人
意図的に性的な噂を流された　3人
仕事に関係ない食事などに執拗に誘われた　11人
身体に触られた　28人
性的な関係を強要された　3人
無回答　5人

⑦行為は誰がしたか（回答は⑤の92人による複数選択）
事業所の管理者・生協の役員　6人
直属の上司　11人
医師、歯科医師　14人
同僚、同期、部下、後輩　33人
他部門の職員　26人
その他　10人　　無回答　18人

⑧ハラスメントへの対応
（回答対象はパワハラを受けたことがある・セクハラを受けたことがあると回答した366人による複数選択）
無視した　82人
「嫌だ」と伝え抗議した　48人

「やめないと他の人に話す」など、行動を取ると言った　5人
それとなく嫌と分からせようとした　36人
我慢した・何もしなかった　180人
その他　53人　無回答　53人

⑨我慢した・何もしなかった理由（回答対象は⑧※の180人による複数回答）
職務上、何か不利益を被るのではないかと思った　76人
行為者を刺激しては更にエスカレートすると思った　83人
何をしても解決しないと思った　115人
どこへ相談したらよいかわからなかった　47人
自分が我慢すればよいと思った　101人
行動するほどのことではないと思った　39人
その他　84人　無回答　6人

⑩どのような対応をして欲しいか
（回答対象はパワハラを受けた事がある・セクハラを受けた事があると回答した366人による複数選択）
行為者を処分して欲しい　87人
行為者を配置転換して欲しい　89人
自分を配置転換して欲しい　41人
事業所には知らせたくない　16人

特に要望はない　54人
その他　45人　無回答　114人

⑪ガイドラインについて（母数は1560人による複数選択）
内容を読んだり、学んだことがある　356人
生協の本部内に相談窓口があり、担当職員がいることを知っている　229人
相談したことがある　14人
存在は知っているが、内容は知らなかった　405人
ガイドラインの存在を知らなかった　499人
無回答　135人

私がEさんから直接報告を受けたアンケート分析結果は2021年12月の「中間報告（簡易版①）」までです。その後、最終報告が出されたという情報は得ていません。Eさんはデーターがクロス集計可能であり、セクハラの行為者⑦と内容⑥と対応⑧のクロス集計分析も行う予定であると言っていました。例えば、性的関係を強要したのは生協役員であり生協役員からの被害を受けた職員は誰にも相談できていない、などを明らかにする予定であると言っていました。しかしその後、労働組合がそうした分析を行ったとの情報は得ていません。

深刻なのは、このアンケートで92名ものセクハラ被害者の存在が明らかとなったことです。ア

ンケート実施期間中に複数の知人から私に〝このアンケートに正直に答えても大丈夫だろうか？〟〝個人情報が役員に漏洩する心配はないだろうか？〟などの不安の声が寄せれました。職員のこうした反応から、92人の被害者は氷山の一角に過ぎないことが推測されます。

また１８０人ものハラスメント被害者（パワハラを含む複数回答）が「我慢した・何もしなかった」ことも重大です。医療生協さいたまのハラスメント体質と、多くの被害者が泣き寝入りさせられている実態がこのアンケート分析から明らかになっているからです。⑪のガイドラインとは、法的に設置を義務付けられているハラスメント防止規程を指します。４９９人もの職員が防止規程の存在を知らず、実際に相談したことがある被害者は14人に留まっていることも医療生協さいたまのハラスメント対策の実態を表しています。

ハラスメント防止規程で具体化されているヘルプラインの連絡相談窓口は、事業所の事務長と部長理事直属の次長となっています。これでは部長理事や専務理事からのハラスメント被害を相談できるはずがありません。なくす会の顧問弁護士に分析してもらったところ、この規程は〝百害あって一利なし。被害者情報が理事会に漏洩するだけだ〟と厳しい指摘を受けました。

また外部窓口として全日本民医連や医福連が定められていますが、私が２０２０年9月に全日本民医連の担当者である西澤次長に確認したところ、〝全日本民医連に相談機能や解決機能はなく、中島総務部長理事に報告することになっている〟との回答でした。医療生協さいたまには実質的にハラスメントの第三者窓口はなかったことが分かります。２０２２年6月に外部相談窓口が造設されましたが、どれだけ職員に周知され、実際に利用されたのか、問題が解決したのかは疑問です。

窓口の一部が第三者になったとしても、相談したその先の解決の道筋が不明のままだからです。埼玉民医労は、役員会に対し、アンケート結果を活用してヘルプラインの利用者数と懲戒委員会の開催件数を明らかにさせ、実効あるハラスメント対策を実施するよう要求すべきです。

第3節　沈黙

埼玉民医労が本格的に医療生協さいたまの職場内性暴力問題に向き合ったのは、2020年12月21日に、EさんがAさんから齋藤前専務の性被害の通報を受けてからです。Eさんが齋藤前専務の職場内性暴力問題を労働組合運動として認識し、全職員アンケートを実施するに至るまでの経過は第3章1節で紹介したとおりです。

アンケート結果について埼玉民医労執行委員会は、中間報告書の冒頭で「このハラスメントに関するアンケートは、医療生協さいたまの職場におけるハラスメントの実態を把握し、その解決や改善に活かすことを目的に取り組んだものです。（中略）コロナ禍の対応など厳しい職場実態があるなかで、多くの仲間のみなさんに取り組みの意義を理解いただき、協力いただいたことに中央執行委員会として感謝申し上げます。この「中間報告」は、支部・仲間のみなさんに実態を示すために急ぎ作成しました。更に分析を続け改めて職場のみなさんに情報を提供する予定です。アンケート結果は、重大な状況を示すものになったと受け止めています。（中略）この実態を改善する対策が急がれます」とし、埼玉民医労中央執行委員会として結果を重大に受け止め改善を急ぐ必要があると認識していることを表明しています。そして「①アンケート結果について、支部・事業所・職場などの単位での職場討議を行い、学習や話し合う場を持ちましょう。②被害を受けていたり困っている当事者の方は、まず労働組合（書記局や支部役員など）、事業所の仲間、本部のヘルプライン担当に相談してください。当事者でなくとも、困っている方や気になる方の情報でも、遠慮なくご相談下さい。」と行動を提起しています。

アンケート集計の過程でEさんは私に、〝役員会がアンケートに関心を寄せており、分析結果を共有するよう申し入れされている〟と話していました。そして〝このアンケート結果を春闘交渉の職場改善要求を掲げて実現していく〟と語り、世論に訴えるために記者会見を開くことも計画していると語っていました。

Eさんは2022年1月26日に埼玉県庁で記者会見を行いました。しかし、それは先に紹介したEさんの熱い思いとはかけ離れたものでした。

まず驚かされたのはアンケートの報告が、埼玉県医療介護労働組合連合会という別組織の名称で行われたことです。つまりメディアには、このアンケートが医療生協さいたまの実態であることが分からないように報告したということです。さらに驚かされたのはアンケートの二本柱の一本であるセクハラを削除し、報告はパワハラに限定したということでした。この記者会見の在り方についてEさんに理由を問い合わせましたが〝埼玉医労連で決めたこと〟〝セクハラの結果については別の機会を設ける〟との返事しかありませんでした。

その後セクハラについて記者会見を開催したとの情報は得ていません。またアンケートのクロス集計分析を進めているとの情報もありません。記者会見でのセクハラ隠し・医療生協さいたま隠しを知ったCさんは、〝これは役員に対する忖度ですね〟と感想を語っています。

その後の春闘交渉の団体交渉でもアンケート結果に基づく職場内性暴力防止の改善要求論議に多く時間を割くことはなかったようです。春闘交渉の結果はハラスメントの外部相談窓口を造設する改善だけに留まりました

その後現在に至るまで、労働組合がアンケートのクロス集計分析を行ったとの情報はなく、最終版をまとめたとの情報もありません。四役で共有されていた齋藤前専務による就活セクハラを追及したという情報もありません。アンケートの中間報告をまとめるまでのEさんの大変な苦労や、記者会見まで計画した情熱や正義感はどこへ行ってしまったのか、率直に疑問と残念さを感じます。

これは、役員会から埼玉民医労に対し何らかの働きかけがあったと考えるのが自然です。なぜなら埼玉民医労執行委員会は、中間報告の段階でも「重大な状況を示すものになった」と分析し職場論議を提起しているからです。埼玉民医労が自ら記者会見からセクハラ分野を除外し、クロス集計を取りやめる理由がないからです。

「更に分析を続け改めて職場のみなさんに情報を提供」しセクハラの行為者まで特定されることや、労働組合員や行政の担当部局からの批判を招くことを恐れた役員会が、埼玉民医労に何らかの働きかけを加えたと考えるのが最も自然で無理のない推論です。労働組合名を伏せ、法人名を伏

せ、セクハラを削除した記者会見と、アンケート中間報告の「改善する対策が急がれます」の宣言とのギャップが大き過ぎます。この記者会見が、アンケートに協力してくれた医療生協さいたまの労働者にとって何のメリットもなく、埼玉民医労にとってはリスクでしかないため、なおさらです。

埼玉民医労に記者会見でセクハラと医療生協さいたま名を隠させたもう一つの存在は、日本共産党埼玉県委員会です。柴岡氏は、齋藤前専務が職場内性暴力によって除名処分となったことを県委員以外の党員に口外してはならないとの箝口令を発しています。これは日本共産党規約第五条（八）「党の内部問題は、党内で解決する」に沿った箝口令です。この命令は、Ａさんのみならず、Ｅさんを始めとした埼玉民医労執行委員会内の党員や役員会内の党員全員に対する命令だからです。役員会が労働組合に圧力をかけたことが明らかになれば不当労働行為となり、法的な問題に発展せざるをませんが、党員が党規約に則り自発的にアンケート結果の活用を忖度したとすれば法的な問題にはなりません。実際に柴岡氏と雪田理事長は「党員として」二度にわたり齋藤前専務の職場内性暴力問題の処理を巡って協議しています。

雪田理事長の背任行為と日本共産党による医療生協の政治利用という生協法違反については、後の章で詳しく述べていきます。

第4章　背任行為

第1節　自己都合退職

Aさんが埼玉民医労へ齋藤前専務からの性被害を訴えたのは２０２０年12月21日です。そして柴岡氏に通報を行ったのは２０２１年1月28日です。齋藤前専務が突然職場に姿を見せなくなったのは２０２１年9月からです。専務理事が理事会にも労働組合との団体交渉にも欠席を続けるという前代未聞の異常事態でした。そして退職日の前日10月30日（土）に私物を回収しに来た以外は職場に姿を見せることはありませんでした。

この前代未聞の事態にあたって、Eさんは〝労働組合はまだ動いていない。党が動いたのではないかと思う〟と情報を提供してくれました。私が機関に確認を求めると、秋間氏から柴岡氏が齋藤前専務を性加害問題で聴取していた事実の報告を受けました。秋間氏からの情報によると、柴岡氏はAさんの証言は用いず、県委員会が独自に把握していたXさん（氏名は明かしてもらえず）の被害証言によって齋藤前専務を追及したとのことでした。

この事実から、齋藤前専務は柴岡氏に聴取を受けてから退職日の10月31日までの約2か月間、職員との接触を避け逃亡生活を続けていたことが分かりました。

秋間氏からの情報によると、齋藤前専務は加害した女性とは〝同意の関係にあった〟と性加害者にお決まりの主張を行い、それが通用しないと分かるや、その女性がいかにふしだらな女であるかという根も葉もない見苦しい言い逃れを図ったとのことです。

もし、柴岡氏から指摘された内容が事実と異なるのであれば、齋藤前専務は柴岡氏を名誉棄損で訴えれば良かったのであり、除名処分を不服とするのであれば、逃げ隠れせず、党規約第五十五条に基づき正々堂々と「中央委員会および党大会に再審査をもとめ」れば良かったのです。理事会として政党から生協への不当介入を議決し埼玉県消費生活課に是正を要求すれば良かったのです。

職場を放棄し、職員の目を避け、退職する必要などまったくありませんでした。

齋藤前専務は、自身の逃避行によって自らの職場内性暴力を証明したのです。

しかし雪田理事長は、2021年10月27日に自ら招集した理事会で、齋藤前専務の自己都合退職を提案し承認させています。Dさんからの情報によると、その後雪田理事長が事務長会議へ報告した齋藤前専務の退職の理由は、母親の死去による精神的落ち込み・相続問題で実家との頻繁な往復が困難・元々あった持病の悪化、の3点とのことでした。この時、Dさんは〝理事長は何か隠している。真の理由は反社的なものではないか。ほかの事務長もそう思ったと思う〟と証言しています。この3点の自己申告に嘘はないとしても、雪田理事長が齋藤前専務の最大の退職理由を理事会に伏せたのは、虚偽報告となる可能性があります。雪田理事長は懲戒解雇に相当する情報を意図的に伏せ、懲戒解雇であれば不要となる退職金を医療生協に負担させるという損失を与えたのです。

雪田理事長は、県委員会からの箝口令に従う党員の義務と理事長としての職務が相反するなかで、県委員会からの箝口令を優先しました。これは、理事長が自ら生協法違反を犯した背任行為となる可能性があります。

第2節　不都合な事実

自己都合退職を承認したことによって医療生協さいたまは、齋藤前専務に最高額2800万円の退職金（実際の支給額は異なる）の支給を決定することになりました。退職金は組合員が苦労して集めた出資と、それを元手に職員が汗水流して働いた協同の結晶です。雪田理事長は、医療生協さいたまの最大の宝である職員の尊厳を傷つけ続けた齋藤前専務に対し、懲戒委員会を招集するどころか基本的な本人確認さえも怠り、自己都合退職と退職金支給を理事会に提案し承認させたのです。

医療生協さいたまは定款第23条で、役員が任務を怠たり組合に損害を与えた場合には賠償する責任を負わせることを定めています。

ここで確認しておくべき事実は、理事会に齋藤前専務の自己都合退職の承認を求めた２０２１年10月27日の時点で、雪田理事長は少なくとも齋藤前専務が性加害者としての嫌疑を持たれていることを知っていたということです。２０２１年１月28日にAさんから通報を受けた柴岡氏は、齋藤前専務の処分について最低２回、雪田理事長と協議しています。柴岡氏は雪田─柴岡協議について、Aさんに対し「理事長とも面談し、『党員として性暴力への「報復人事」は許さないし、起こさせない』『もし内部告発があったとしたら告発者の権利と立場を守る』との立場を確認しました」（２０２１年10月17日）と報告文書を送っています。

この報告文書の存在は、齋藤前専務の自己都合退職を理事会に提案した10月27日より10日以上も前に、雪田理事長が柴岡氏から齋藤前専務の職場内性暴力についての情報を得ていたことを示しています。

事実経過を時系列に整理することで、問題はより明瞭になります。

・２０２１年１月21日　Aさんが柴岡氏へ齋藤前専務からの性被害を通報
・２０２１年10月17日　柴岡氏がAさんへ、雪田理事長と協議した内容を報告
・２０２１年10月27日　雪田理事長が齋藤前専務の自己都合退職を理事会に提案
・２０２１年12月15日　雪田理事長が調査委員会を招集

今ここで確認すべき問題は、齋藤前専務の職場内性暴力の真偽でも除名処分の是非でもありません。確認すべきは、雪田理事長には、職場内性暴力の嫌疑があること知った時点で齋藤前専務に直接その嫌疑について確認する義務があったということです。齋藤前専務から辞表が提出された時、受理を保留する義務を負っていたことです。

仮に雪田理事長が、齋藤前専務本人や柴岡氏から事実確認をするまでもなく、齋藤前専務の潔白を確信するだけの証拠を持っていたのであれば、雪田理事長は柴岡氏にその証拠を示し齋藤前専務の冤罪を晴らしていたはずです。またその証拠を理事会に提示すれば、身内調査委員会を設置する必要はなかったはずです。

雪田理事長は、この不都合な事実を理事会に説明する義務があります。

医療生協さいたまの懲戒規程第7条には「代表理事は、就業規則第22条及び本規程第2条に該当する行為があったと思料したとき、または事業所より審査申請があり懲戒委員会の審査の必要があると思料するときは、案件ごとに懲戒委員会を組織する」と明記されています。

懲戒委員会を招集する権限は代表理事（理事長と専務理事）にのみ与えられた権限です。雪田理事長が齋藤前専務の職場内性暴力嫌疑に対して懲戒委員会の組織を怠ったのは代表理事としての職務怠慢であり、医療生協さいたまに対する背任行為です。

雪田理事長は、Aさんからの意見書「理事長は埼玉県委員会から前専務聴取の報告を受け、本人が退職を決意した真の理由をご存じでした。職場を放棄した事実をもって、懲戒対象となるべきとの判断は十分であったはずです。また平澤氏は、若い時から前専務のセクハラ問題を先輩や本人から聞いて知っていました。現役員が知らないはずがないにも関わらず黙認してきた問題には触れていません」（2021年12月2日）に対して、何ら具体的に答えることができませんでした。

そして、2021年12月15日付けで、Aさんに対して「当生協としましては、組織の責任において自律的に調査を行う体制を講じ、事実調査を実施します」と、第三者委員会を否定し身内調査を実施する方針を回答しています。

齋藤前専務の同じ行為に対して、日本共産党が最高処分である除名相当と判断し、医療生協さいたまは問題なし、と別々の判断をすることは理論的にはありえます。齋藤前専務への対処がこのケースにあたるのであれば、10月27日の理事会提案の正当性を証明する責任があります。

前述したように雪田理事長は、齋藤前専務への本人確認や懲戒委員会招集をするまでもなく齋藤前専務が潔白であると確信し自己都合退職を承認した証拠を理事会に提示する責任があります。しかし、雪田理事長は、自身で齋藤前専務の潔白を証明することが不可能であったため、身内調査委員会に齋藤前専務の潔白を代弁させせました。これは、雪田理事長が自身の職務怠慢や背任行為を隠蔽するための保身です。

雪田理事長は、Aさんからの第三者調査要求を拒否し身内調査を実施しましたが、ここには三重の欺瞞があります。

1つ目は、身内調査委員会を設置する判断をした時点で、雪田理事長が、柴岡氏から知らされていた職場内性暴力の嫌疑について、齋藤前専務本人に確認をしたか否かについて触れていないことです。

2つ目は、もし本当に調査委員会を設置する必要が生じたのであれば、10月27日の理事会時点で雪田理事長が知らなかった新たな性加害嫌疑が明らかになったという理由が必要であったはずだということです。

3つ目は、実施した事実調査なるものが法人顧問弁護士を委員長とした身内調査であったことです。

その後の元自衛官の五ノ井里奈さんの自衛隊セクハラ問題や旧ジャニーズ事務所の問題で、性暴力問題には第三者による調査が不可欠であることが社会的な合意になっています。

Aさんや私からの再三の訴えにもかかわらず雪田理事長が第三者による再調査を実施しないのは、身内調査の目的が、初めから雪田理事長に代わって齋藤前専務の職場内性暴力を否定することにあったからです。

第3節　身内調査

身内調査委員会の委員長となった医療生協さいたまの顧問弁護士へ、Aさんは「元専務からの性暴力被害を法人の顧問弁護士に証言することを躊躇するのは私だけではなく、ほとんどの被害女性の共通の心理です」（２０２２年1月28日）と意見しています。これに対し、顧問弁護士は「顧問弁護士が法人弁護のための証拠として採用する、というご趣旨をよく理解できません」（２０２２年2月12日）と回答しています。自衛隊が性暴力を認め五ノ井さんに謝罪した事件や旧ジャニーズ事務所が性加害を認めた問題と比べると、医療生協さいたまは自己防衛が先立ち、問題に真摯に向き合う意志が希薄です。

身内調査委員会は、発足した時点で労組アンケートの中間報告を知っていました。医療生協さたまの職員のなかに92人の性被害者が実在し、行為者（加害者）を生協役員とする被害者がいることを知っていました。

Aさんは、身内調査委員会に対し、「『（追及すべき問題は）私と元専務理事の間のいつどのような事実』ではなく、元専務が数多くの女性に対して職権を乱用してセクハラを行ってきたことのはずです。私への聴取がされなければ出発点にならないという立場を変え、被害者の申告を待つのではなく、数多くいる被害者に協力を呼びかけて下さい。元専務のセクハラは、被害者のみならず直接的間接的に見聞きしている多くの職員、元職員がいます」（２０２２年1月28日）と、齋藤前専務の職場内性暴力の状況証拠を集積するよう意見しました。

これに対し、身内調査委員会の顧問弁護士は「貴殿は、『数多くの』女性に対して『職権を乱用して』セクハラを行ってきたことが調査対象だとされますが、貴殿がおっしゃるような『多くの職員、元職員』の被害を調査するためには、まずは現に被害告知をしている方との関係で被害事実が存在することを確認し、そのうえでさらに具体的な調査範囲を拡大するかどうかを検討すべきものと考えております」（２０２２年2月12日）と、あくまでも問題を齋藤前専務とAさんの間の問題に限定する主張に固執しました。

これは「５人以上の訴えがなければセクハラはない」と主張して、世論から厳しく批判された細田博之元衆議院議長の退任会見と同じです。

さらに「今回の事実調査委員会は、理事長からの諮問に基づいて結成されていますが、貴殿から理事にもたらされた情報に基づき、その事実の在否を調査することが基本的な任務です。事実調査の結果に基づいて理事長がどのように判断し、対象をどのように処遇するかは、次の問題です」と身内調査委員会が完全に雪田理事長の支配下に置かれていることを自ら明らかにしています。ここからも、調査は第三者でなければならないことが分かります。

第3章第2節で紹介したように、埼玉民医労アンケート調査で92人ものセクハラ被害者の存在が確認され、加害者のなかに生協役員が存在する可能性があることが明らかになっているにもかかわらず、身内調査委員会は埼玉民医労アンケートを無視する姿勢を貫きました。Aさんの被害を否定し、アンケート結果は調査対象とせず任務を終了したとする「事実調査委員会」の目的が、事実の調査ではなく齋藤前専務の職場内性暴力を否定することにあったのは、ここからも明らかです。身内調査委員会は報告書で「セクハラがあったとの事実確認は困難」と自らの調査能力の低さと調査をする意志がないことを示しています。

密室で行われた性暴力に物証が乏しいことは初めから分かり切っていたことです。Aさんはこの調査報告に対して「直接証拠を示すことができないからこそ、セクハラ被害の事実認定は困難であることはご承知のはずです。陳述書には私が知りうる事実を述べましたが、私以外にも多くの事実を知りうる、または被害を受けた職員（退職者も含め）が存在します。生協に働く職員を守る立場からさらに調査を行う意思は皆無でしょうか」（2022年5月26日）と批判しています。しかし、ほかにも存在する性被害者の声を掘り起こし状況証拠を集積する調査要求に対しては、「この状況において全職員にアンケートのような手法で調査をおこなうことについては、すでに入手している限られた情報を前提におこなうことは困難と考えております。セクハラの調査にあたっては、その秘密が守られる体制をとることが非常に重要です。相談窓口に寄せられた相談内容やその後の調査内容が噂で流れるようなことがあれば、相談窓口や調査窓口は誰からも信用されなくなってしまいます」と調査委員会の個人情報管理能力の低さを理由に、状況証拠の集積を回避し「セクハラがあったとの事実確認は困難」と結論づけています。

身内調査委員会が「まず具体的に証言したAさんの事例を検証しなければ先には進めない」との方法論に固執したのは、物証がないAさんの被害証言と、加害者である齋藤前専務の〝同意があった〟との主張を並立させることを見込んだからです。ここにも身内調査委員会が齋藤前専務の職場内性暴力否定を目的としていたことがわかります。

二人しかいない代表理事の一人である専務理事の性加害調査を、もう一方の代表理事である理事長が、自身が理事長を務める法人の顧問弁護士に依頼して調査し、Aさんの一案件だけで「セクハラがあったと確認することは困難」と結論する調査を、社会は公平で客観的とは受け止めません。

第4節　捏造報告

顧問弁護士といえども、この調査で齋藤前専務の潔白を公言することはできませんでした。そのため身内調査委員会は、結論を「セクハラがあったとの事実確認は困難」としたのです。

しかし、身内調査委員会から報告を受けた役員会は、この結論をさらに曲解し、理事や職員に対し、〝調査の結果、齋藤前専務にセクハラはなかったことが証明された〟と報告しています。総代会準備の総代会議へも中島常務理事が同様の報告を行っています。齋藤前専務の職場内性暴力をめぐる身内調査は、総代会で決済を得ることが義務付けられている齋藤前専務への退職金給付議案の採択にあたり、疑義や反対を封じることが最初からの目的だったのです。

第5節　ハラスメント防止規程と懲戒委員会

2020年6月より、企業にはハラスメント対策が義務付けられました。医療生協さいたまは、全国の医療生協・民医連に先駆け、形式的には総合的で完成度の高いハラスメント防止規程を定めました。しかしその裏で齋藤前専務はハラスメント相談窓口の担当職員に対して〝ヘルプラインなんて機能しないよ〟と放言しています。

これから齋藤前専務の放言の意味と背景を具体的に検証していきます。

まず、先に紹介した労働組合アンケート結果で、多くの職員がこのハラスメント規程を知らず、ほとんどの職員が期待せず、利用もしていないことから、ハラスメント防止規程が機能していないことが証明されています。

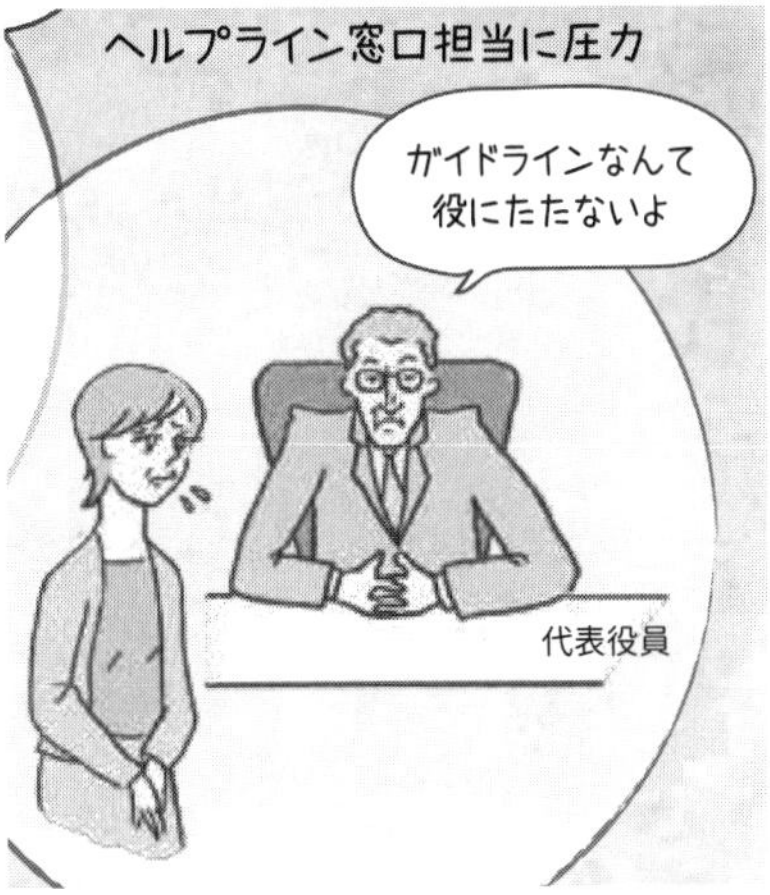
ヘルプライン窓口担当に圧力
ガイドラインなんて役にたたないよ
代表役員

ハラスメント防止規程では、その4条で「職場におけるハラスメントに関する相談窓口は、医療生協さいたま＝埼玉民医連ヘルプラインによるものとする」とし、そのヘルプラインで相談窓口の第一選択を事業所の最高管理者である事務長（病院によっては常務理事を兼務）、その次に三人の部長理事直属の次長、第3に法律問題であれば顧問弁護士、第4に全日本民医連と医福連の担当者と指定しています。相談窓口を管理者に限定された状況で、上司や役員からハラスメントを受けている労働者がこのヘルプラインを利用するはずがないことは、このヘルプラインを設計した段階で分かり切っていたことです。

また、外部相談窓口として指定されている全日本民医連と医福連には、守秘義務がなく、被害者救済に必要な医療生協さいたまへの介入権もありません。

このように、齋藤前専務はヘルプラインが機能しないことを熟知していました。齋藤前専務は、機能しないようにヘルプラインを設計したのです。

被害者から受けた相談案件は、まず窓口担当次長が、それがハラスメントであるか否かの検討を行います。そして最終的には当該部長がその判断をすることになっています。具体例で説明すると、事業部長が加害者として訴えられた案件は、次長が検討し、事業部長がハラスメントであるか否かを判断します。このシステムで労働者が安心感や信頼感を持てるはずがありません。制度的にも公正性の問題があります。そしてこの高いハードルをクリアして認定されたハラスメント事案だけが、懲戒委員会招集の対象になります。

医療生協さいたま内で発生したハラスメント被害に、労働組合が関与を許され管理者のベールを抜け労働者に可視化されるのは、懲戒委員会招集の段階まで待たなければなりません。

しかし懲戒委員会の招集は代表理事の専決事項となっているため、ハラッサーとして認定された加害者が懲戒されるか否かは、みたびこのハードルを越えなければなりません。

代表理事による懲戒委員会の招集判断が極めて恣意的に行われていることは、先に紹介した元生協歯科診療所の鳥海歯科医師の事案で紹介したとおりです。さらに齋藤前専務の職場内性暴力問題は、代表理事が代表理事を懲戒するために懲戒委員会を招集することがない事実を示しました。

第2章第4節で緩んだ規律の実態を検証しましたが、実態は専務理事が自身の職場内性暴力をもみ消し、握り潰すための制度を設計していたということです。規律の緩よりも深刻です。

齋藤前専務が、ハラスメント相談窓口担当者へ〝ハラスメント防止規程は機能しないよ〟と語った意味をご理解いただけたと思います。

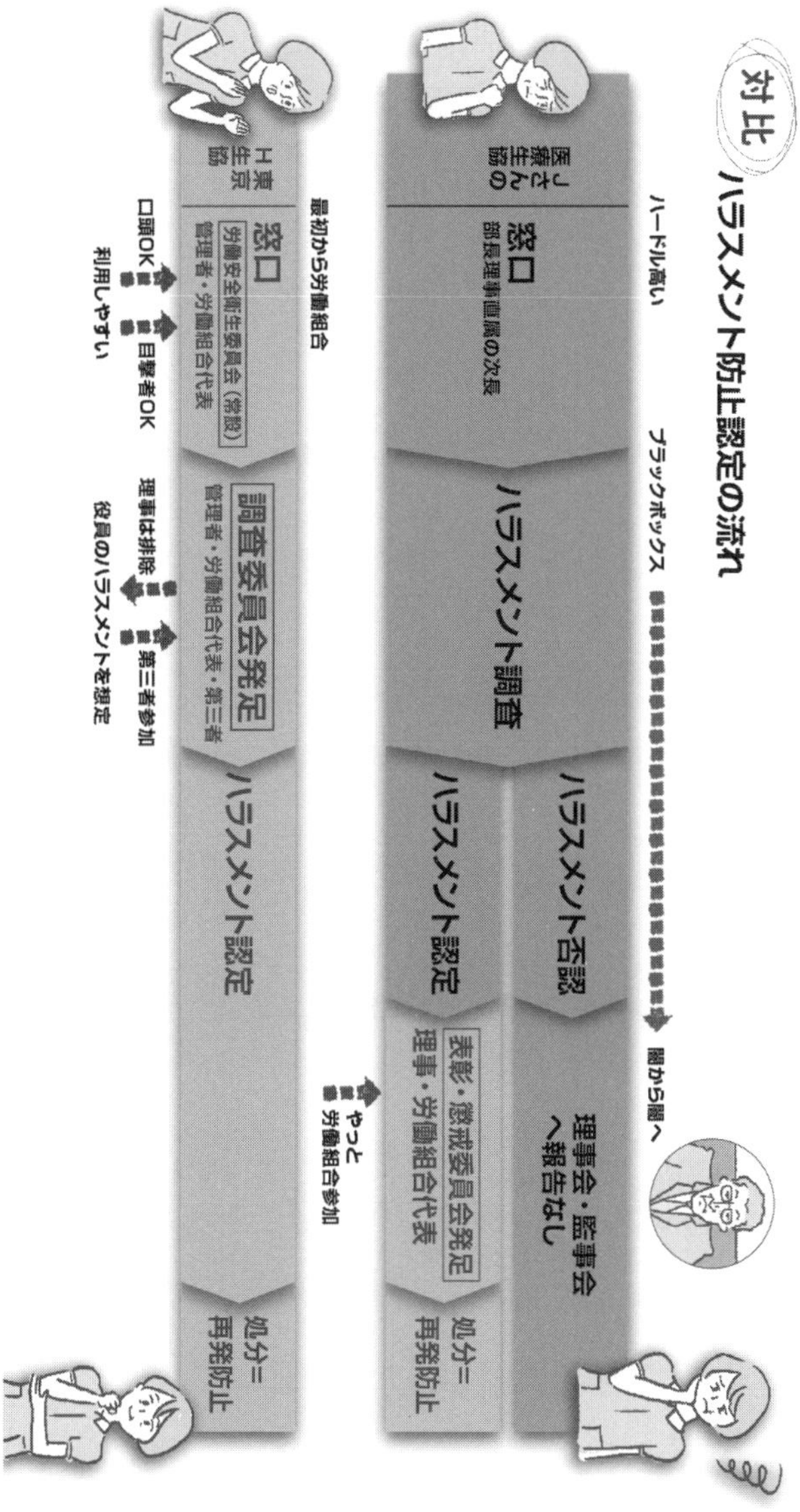

第6節　生協の民主的運営　その①監事会の機能不全

生活協同組合が民主的に運営されるための組織的保障の一つが監事会です。監事会は規程により、理事会から独立した機関として理事の職務の執行を監査することを職務としています。必要に応じて理事に報告を求め、理事の不正行為を協議し、場合によっては理事の業務を差し止める権限を与えられています。

私は監事会に対して次のとおり、雪田理事長の背任行為について監査請求を行いました。

（1）斎藤前専務理事・前代表理事（以後斎藤氏）の解任・退職を承認したのは2021年10月27日の理事会です。それ以前に雪田理事長が、斎藤氏にセクハラの嫌疑があることを知っていたのかについて、監査をお願いいいたします。日本共産党埼玉県委員会柴岡書記長に対しても事実照会を行い「よく事実を確かめ」るようお願いします。

（2）斎藤氏の自己都合退職承認の妥当性について、監査をお願いいいたします。斎藤氏のセクハラに対する事実調査委員会を設置する事態になっています。理事会が辞表受理を保留して斎藤氏本人にセクハラの有無を確認せず自己都合退職を承認した妥当性について監査をお願いいたします。

（2022年2月4日）

しかし監事会は、私のこの監査請求を無視し続けています。それどころか、監査請求の方法をめぐって監査請求者である私に、監査対象である雪田理事長と連名で抗議文を送りつけてくるという対応を取りました。理由は、私が監事の住所を調べ、自宅へ監査請求書を送付したこととのことです。

組合員から負託を受けて理事会を独立して監査する役割を負う監事が、組合員と職員から理事会の不正についての公益通報を受ける連絡先を生協本部に限定していることを問題にすべきです。

私が個々の監事に監査請求書を送る判断をしたのは理由は、高橋代表監事が共産党の県委員であったからです。高橋監事は齋藤前専務の除名処分を決定した当事者であり、雪田理事長よりも早く齋藤前専務の除名を知る立場にありました。県委員会が齋藤前専務を聴取する方針を決定した段階で、高橋監事は、雪田理事長と齋藤前専務を監査し、その誤りを理事会に勧告する職務と、齋藤前専務の職場内性暴力問題を検討するように理事会に勧告する責任がありました。高橋監事が監査請求を無視したのは、高橋監事が日本共産党の規約第五条（六）「党の内部問題は、党内で解決する」を監事の職務に優先したことを示しています。

こうした事実から、私は高橋県委員からの干渉を回避するために、各監事の自宅へ直接監査請求書を送付したのです。県委員会が齋藤前専務の性加害を隠蔽するために、規約で監事を拘束した行為は、生協法が禁じる政党による生協の利用という生協法違反です。県委員会による生協利用については、詳しくは第6章にゆずり、この章ではここまでとしておきます。

第7節　生協の民主的運営　その②　総代選挙の形骸化

生活協同組合が民主的に運営されるための組織的保障のもう一つの柱が総代会です。予算と理事と監事を選出する総代会の議決が権威あるものと認められるのは、総代選挙が民主的に運営され、総代会に組合員の総意が反映される保障があるからです。

総代の選出は選挙によることが生協法には明記されています。しかし、実際に投票が行われたことは2023年以前には一度もありませんでした。これまでは、実質的に支部運営委員が総代を選考していたからです。よりリアルに言えば、総代会に出席可能な組合員を運営委員が探して依頼をするという方法によって定数と同数の総代候補を選らび無投票当選とするものでした。

過去に一度、この暗黙のルールを知らない組合員が総代に立候補したことがありました。この時は、決戦投票を避けるために候補者調整を行い無投票で全員当選としました。このような状況であったため、選挙の細かい規程は整備されていませんでした。

そのため残念なことに、2023年に南部Bブロック（埼玉県川口市の一部）で行われた総代決戦投票は0・4%にも満たない低投票率となり、2024年の県央地区の総代選挙の投票率も0・6%以下となりました。生活協同組合の最高議決機関である総代会に選出された総代が、組合員の1%に満たない信任しか得られていないという事態は、総代会の権威や正統性に関わる問題です。この数値は、医療生協さいたまの運営民主主義の実態を客観的に示したものです。

この南部Bブロックのエリアには7つの支部があり、この7支部の運営委員の総数と有効投票数とはほぼ同数です。関係職員と支部運営委員からの証言では、職員が運営委員のみを送迎して投票に動員したとの証言もあります。2024年の県央地区の選挙でも担当職員が運営委員のみに公用電話で投票を連絡した事実が明らかになっています。総代決戦投票を知らせる広報活動もほとんどありませんでした。

これらの事実から、総代選挙は運営委員が推薦した総代候補を、運営委員の票で信任していたことが分かります。

私は総代選挙出馬にあたり、2022年7月5日に、いかに民主的に選挙を運営するか、いかにすれば多様な組合員の意志を総代会に反映させることができるか、選挙公報活動の在り方や投票期間や投票所の設定や最低投票率を設定する必要性などを選挙管理委員会等に提案していました。しかし、選挙管理委員会は具体的な対応をせず、その結果、有効投票率1%未満という低投票となりました。理事会には組合員の投票参加権を積極的に保障する考えはありませんでした。

改めて整理します。2023年の総代選挙決選投票は、運営委員推薦候補を運営委員の投票で信任したものです。限定された投票所と時間に、職員が運営委員のみを送迎するという不公平によって成立させたものです。したがって2024年の総代会は、民主的に選ばれた多様な組合員の意志が反映されるとは言えません。医療生協さいたまの民主的運営に瑕疵を残す結果になりました。

総代選挙管理規程の禁止事項に「他の候補者に立候補取りやめを依頼すること」が明記されています。しかし私は上司でもある東京民医連のある専務理事に勤務時間中に呼び出され、医療生協さいたまの総代選挙への出馬を思いとどまるように圧力を受けました。

医療生協さいたまとは何の関係もない東京民医連のこの専務理事が、いかにして業務とはまったく関係のない私の私的な総代出馬を知ったのか。なぜ私に出馬を断念するように働きかけようと思ったのか。不思議でなりません。

仮に医療生協さいたまがこの専務に私の総代立候補取りやめを依頼したのであれば、雪田理事長が自ら定めた総代選挙管理規程違反を犯したことになります。また、これが全日本民医連経由での連絡であったとすれば、全日本民医連会長の越権行為と言わなければなりません。真相はこれから明らかにしていかなければなりません。

ここで皆さんに思い出していただきたいのは、全日本民医連の増田会長が、医療生協さいたまの役員であり、齋藤前専務の職場内性暴力を隠蔽している当事者であることです。

雪田理事長は、なんとしても私の総代当選を阻止しなければならないと考えています。

2022年の総代選挙では、職員が私の推薦人宅を訪問し、その後推薦人が私の推薦を取り消した経緯が明らかになっていますし、その後の総代選挙も前述した通り運営委員の投票で運営委員推薦候補だけを当選させています。

それは、私が総代会で「理事長は、前専務理事の自己都合退職を理事会に提案した2021年10

月27日以前に、前専務理事のセクハラ嫌疑を知っていたのではありませんか?」と質問されては困るからです。「知らなかった」と答弁すれば虚偽報告となり「知っていた」と答弁すれば自らの背任行為を認めざるを得なくなってしまうからです。

第5章　私を最後にしてほしい

第1節　3つの目標

Aさんが齋藤前専務からの性被害を柴岡氏に通報したのは2021年1月28日でした。自分の胸に秘めたまま人生を終わるつもりであったAさんに、性被害を通報する決意をさせたのはMeToo運動の世界的な高まりと、フラワーデモが全国に広がりを見せたことでした。医療生協さいたまに働く後輩女性職員たちに、自分のような辛い思いはさせたくない、〝こんな思いをさせられるのは私を最後にしてほしい〟との思いを強くしてのことでした。

Aさんの願いは、個人的な謝罪や賠償ではありません。それは、職場内性暴力の再発防止策を徹底すること・性暴力被害者を救済し名誉を回復すること・その為に第三者調査による実態解明を行うこと、の3点です。この3つの目標は、日本共産党と労働組合に通報し、この闘いを開始した時からまったくブレはありません。

第1の目標は、職場内性暴力の再発防止策の徹底です。医療生協さいたまに、職場内性暴力の再発防止策を徹底する自浄能力がないことは、これまで述べてきたとおりです。上級管理者の間では公然の秘密とも言える状態にあった齋藤前専務や一部医師による職員への職場内性暴力を、長期間にわたり黙認してきた原因や体質にメスを入れない限り、実効性のある再発防止策を策定することは不可能です。

再発防止については、専門家の知恵や外部の力を借り、職員の意見を反映させ、実効性のある防止策に改訂していく必要があります。職員がヘルプラインを安心して利用できるように窓口を完全な第三者に委託する。口頭でも目撃情報でも受け付けを可能とする。理事会と労働組合へヘルプラインの利用状況と懲戒委員会の招集件数を報告する。理事長や専務理事への牽制機能を担保するために、第三者窓口は担当省庁への報告と連動させる等々です。

第2の目標の名誉回復は、やや分かりずらいと思われます。齋藤前専務は、自身の職場内性暴力の追及から言い逃れをするために被害女性を〝ふしだらな女〟と蔑視しました。性被害者は、加害者やその側近や世論によって、このようなレッテルを貼られることが多くあります。そのため、名誉回復という目標を設定しています。

女性タレントが性被害を訴えるとマスコミから枕営業の失敗などと揶揄されるように、職場内性暴力は、権力者が周囲にそう思わせる・そう言わせるだけの力を持った環境で起きるということ、職場内性暴力の実態への正しい理解を広げるうえでも被害者の名誉回復は欠かせません。

また、医療現場である医療生協さいたまに対しては、性被害者特有のトラウマの再演や迎合反応といった誤解されやすい行動特性について、正しい理解を促進する意味合いもあります。

たとえば、ジャーナリストの伊藤詩織さんはレイプされた直後に、加害者の山口敬之氏に仕事の打ち合わせのメールを送っています。山口氏はこれを同意があった証拠と主張しましたが、裁判では混乱と被害を否定したい気持ちが起こさせた行動であると正しく評価し、山口氏に有罪判決を下しています。また、性被害者は、複数回の性被害に遭う傾向があることが統計的に明らかになっています。医療生協・民医連の職員であれば、性暴力問題に関して、この程度の知識は持っておく必要があると考えるからです。この誤解されやすい性被害者の行動特性を、医療従事者がいかに捉えるべきかについては終章で述べることとします。

第3の第三者調査の必要性については、説明の必要はないでしょう。元自衛官の五ノ井さんが自衛隊を訴えた問題でも、旧ジャニーズ事務所の問題にしても、第三者による調査がなければ性被害の実態を明らかにすることはできませんでした。医療生協さいたまの理事会が設置した調査委員会の報告からも身内調査の限界は明らかです。実態を正確に把握しない限り正しい対策は不可能です。

Aさんは、身内調査委員会の委員長である顧問弁護士に対し「事実調査委員会に労働組合の代表が選出されていないことに疑問を感じています。職員には証言協力の呼びかけはおろか事実調査委員会発足の報告すら周知されていません。事実調査委員会の真相究明姿勢への不信と、密室性を感じています」（2022年1月28日）。「2月12日のお返事では、日本共産党埼玉県委員会の柴岡書記長と雪田理事長との協議について一切触れられていません。改めて貴会の認識をお示し下さい」（2022年2月17日）と質問しています。しかし、身内調査委員長は、理事長から与えられた権限についての説明を繰り返すだけで具体的な回答はできませんでした。

性暴力は人間の尊厳に関わる重大な問題です。Aさんとなくす会が求める第三者調査の方法は、アンケートの返送先や開封・分析を完全な第三者の弁護士に依頼し、決して理事や管理者の目には入らない条件とすることや、匿名での電話やSNSによる相談窓口を設置すること、希望者への個別面談を実施すること、などがその具体的な内容の一部です。

また1000人を超えるジャニー喜多川氏の性被害者に対して、旧ジャニーズ事務所は、時効を問わず・退職者も対象とし・詳細な証明義務は負わせないこと・法を超えた救済を行うことを明言しています。

齋藤前専務が何人の女性に不同意性交を強い、何人の女性に就活セクハラや待ち伏せなどの加害行為を行ったのか、被害者は職員にとどまるのか、職員の家族や患者や組合員に被害者はいないのか、すでに退職している方や、就職を思いとどまった就活セクハラの被害者が存在する場合、その方への補償や謝罪はどうするのか。こうした身内調査委員会が存在確認を放棄した被害者への対応を考えると、不特定多数の方々に向けた広報と被害申請窓口を周知するしかありません。

齋藤前専務の職場内性暴力の実態を正確に把握し、必要で的確な対応策を見出すためには、どうしても第三者による調査が必要であることがわかります。

第2節　裏切られた党への期待

Aさんが日本共産党へ齋藤前専務からの性被害を通報したのは、2021年1月28日の午後5時からでした。柴岡氏と県ジェンダー平等委員会責任者の丸井氏と、日時の調整役を担当した須田南部地区委員長（当時）が集まりました。

Aさんが通報先として日本共産党を選んだのは、日本共産党員がイニシアチブを取る医療生協さいたまで、多くの党員が自浄機能を発揮することを期待したからでした。党員がこの目的のために職場でリーダーシップを発揮し、党員専務の職場内性暴力を生協組合員・患者・職員に報告し、謝罪し、民医連らしく生協組合員と職員が一丸となって、マイナスから信頼回復に取り組み、そのために必要な自己批判と相互批判を率先して行い、進んで第三者の力を借り実態を把握し、実効性のある再発防止策の策定に取り組むものと期待したからでした。

また、Aさんが警察や裁判所ではなく、労働組合と日本共産党を公益通報先に選んだのは、両団体への厚い信頼があったことはもちろんですが、齋藤前専務一人の逸脱行為で医療生協と民医連全体が誤解されるのを避けるためでした。真面目に誠実に働く大多数の同僚たちを傷つけたくない、生協組合員を不安にしたくない、との思いがあったからです。また避け難い医療生協と民医連、日本共産党への打撃を最小限にする配慮をしたからでした。

加えて、物証も証人も乏しく、時効の壁に阻まれ、裁判に訴えた時に性被害者が受ける酷いセカンドレイプやバッシングと家族への配慮、裁判となったときに割かれる時間的経済的負担を検討した結果でした。もちろん現在も訴訟を放棄しているわけではありません。

第6章　内部通報者保護違反

第1節　果たされなかった約束

柴岡氏はその日、Aさんに対し3つの約束をしました。柴岡氏は日本共産党の中央委員であり公認候補として埼玉県知事選挙に出馬した政治家ですから、これは日本共産党の政治公約と捉えるべきものです。当日のAさんのメモによると、その公約は「①自己改革のための調査、②セクハラの根絶、③二次被害を生まない」、となっています。後日、柴岡氏がAさんへ送った報告書では「（雪田）理事長とも面談し、『党員として性暴力への「報復人事」は許さないし、起こさせない』『もし内部告発があったとしたら告発者の権利と立場を守る』との立場を確認しました」（2011年10月17日）と通報したAさんの安全を守ることを公約し、雪田理事長を党員の立場で指導したことを報告しています。

柴岡氏がAさんとの間で交わした公約のその後の経過について紹介していきます。

①の「自己改革のための調査」は未だにまったく行われていません。それは柴岡氏がAさんに送った「党が除名した事実を他の党員を含む第三者に伝えることも、二次被害の拡大を含め問題解決に逆行しかねないものであり、控えるようにして下さい」の文書からも確認ができます。

この文書からは未だに齋藤前専務の性加害と除名の事実を県委員どまりとし、医療生協さいたま内の党員にすら知らせていないこと、つまり医療生協さいたまの当事者による自己改革のための調査はその緒にすらついていないことを示しています。

次に②の「セクハラの根絶」について述べます。専務がその地位を利用して職場内性暴力をおこなったこと・職場党支部がそれを防止できなかったこと、この事実を共有することなしに、党がいくら女性への暴力の根絶を掲げる党綱領の学習を党員に課してモラルの向上を訴えても一般論以上にはならず、医療生協の職場内性暴力の再発防止の具体策にはなりません。

医療生協さいたまの職場内性暴力は、理事会に「セクシャル・ハラスメント防止規程」を実効あるものに改訂させる以外に防止することはできません。

③の「二次被害を生まない」については、次の2節で述べていきます。

第2節　組織防衛の犠牲にされたAさんの人権

1つ目の二次被害は、柴岡氏がAさんの情報を無断で雪田理事長へ漏洩したことです。

2つ目は、「党が除名した事実を他の党員をふくむ第三者に伝えることも、二次被害の拡大を含め問題解決に逆行しかねないものであり、控えるようにしてください」と自分の性被害について県委員以外に相談も訴えもしてはならないと命令したことです。

この命令に対してAさんは柴岡氏に対し次のように抗議しています。

この通知を読んで、よほど、除名の事実を私以外に知らせたくないのだな。それは、知られると困る理由が存在するからなのだな、と感じました。

県委員会と医療生協さいたまと、力を合わせて隠し通さねばならない事情があるのを感じました。県委員会と組織（役員）との固い団結を感じます。私には、除名したんだから、いいでしょう、もう黙っていなさい、と読み取れますが、これは齋藤氏の多くのセクハラを不問にし、私との関係だけで処理する行為であり認めるわけにはいきません。

また、平澤さんにも中央委員会にも言ってはなりません、としか読み取れない書き方には、隠ぺいに加担するように圧力をかけられたと感じています。今や、セクハラが発覚すれば大企業の社長も辞職させられ、自衛隊までもがセクハラを潔く認め謝罪する世の中になっています。

まず事実を認め、社会に謝罪するところからしか、問題解決は始まりません。しかし、共産党と医療生協は違います。

これは党員や組合員への裏切りです。支持者への裏切りです。私には、どこまでも隠蔽し続けようとする両者の未来が想像できません。そこに長年身を置いてきた私には裏切られた感情しかありません。組織を守り、私の人権は守られなかった。

（2022年10月17日）

3つ目は、雪田理事長がAさんへ懲戒圧力をかけていることを制止せず黙認したことです。後で述べる中央委員会組織局の吉岡次長（以後、吉岡次長）による無関係のプライバシー侵害も4つ目の二次被害です。

吉岡次長もしばしば二次被害を広げないという言葉を使いました。日本共産党がAさんに対し4つもの二次被害を与えていることから、中央委員会と県委員会が言う二次被害とは、Aさんやその家族が受ける被害ではなく、日本共産党の支持が減ることを指していることがわかります。

本著が出版される頃には、闘いを開始して5年が経過しています。この間に、役員会は齋藤前専務の職場内性暴力を隠蔽する姿勢を明確にしました。日本共産党も綱領とAさんへの公約を投げ捨て、役員会と共謀する立場を明確にしました。労働組合も個々の党員も職員も完全に党と役員会に制圧されてしまいました。当初Aさんが期待した共産党員の自浄能力は、残念ながらついに発揮されることはありませんでした。

第3節　公益通報者保護違反

前述のAさんへの報告文書から、柴岡氏は被害者であるAさんと接触した情報を、加害者側の雪田氏に無断で漏洩していることが分かります。しんぶん赤旗で社会の暗部やタブーに光を当て、数多くの企業犯罪をスクープしてきた日本共産党の中央委員でもある柴岡氏が、情報源を秘匿し協力者を保護する大切さを知らないはずがありません。これは日本共産党が国民と労働者からの信頼を失う、あってはならない誤りです。

大阪の富田林市議団の先輩男性議員による女性市議へのパワハラ問題では、志位和夫中央委員長（当時）の指示により中央委員会書記局から正式に被害者の元市議会議員に謝罪し（2023年8月29日）、謝罪文を中央委員会のホームページに掲載しました（2023年9月20日）。ここでも、被害者から相談を受けた党機関が被害者の個人情報を、無断で加害者をはじめとする第三者へ漏洩していたことが関係者を通じてわかっています。

中央委員会は、党員間や党内の指導被指導関係における利害関係や権力勾配によって起きるハラスメントについて、極めて無頓着であるか、そうした問題が存在する事実を否定しているように見受けられます。それが党員間のハラスメント問題を複雑化し、解決を遅らせる原因になっています。

基本であるはずの誤りを大阪と埼玉で中央委員が犯していますが、これは偶然や個々の中央委員の不見識や能力の問題だけはありません。日本共産党規約第五条（八）「党の内部問題は、党内で解決する」の誤用が生んでいる歪みです。加害者側に被害者の情報を漏洩すること自体が重大な二次被害であることは言うまでもありません。これでは上級党員からハラスメントを受けた党員は救われることがありません。ハラスメントを内部で解決する、という発想の転換が求められています。これは「内部からの破壊」ではなく、社会標準に照らした道理ある党規約の解釈運用の民主的発展の提案です。個々の党員が、身の回りで起きている問題を、自分の頭で考えればわかることです。

第7章　生協法違反

この章の論議の前提について先に述べます。

生協がその生協の定款や諸規定に基づき、役職員や組合員の処分や対策を講じるのは生協運営の根幹に関わる問題です。ここに日本共産党が党規約を持ち込み生協内党員に対して指示命令し理事会議決の内容をコントロールするのは、生協法第2条が禁じる「組合は、これを特定の政党のために利用してはならない」に抵触する可能性があります。

日本共産党が齊藤専務を最高処分である除名にしたとしても、被害者と医療生協さいたまにとってそれは何の関係もありません。齋藤前専務も、一切の社会的制裁もなく誰に知られることもなく、退職金を支給された上で放免してもらえたことを喜び、自身の職場内性暴力が冤罪であったと判定されたと認識しているに違いありません。

第１節　隠蔽のステップ①　逃亡を許す

柴岡氏は、Ａさんや埼玉民医労に無断で雪田理事長と協議し齋藤前専務を聴取しました。これによって雪田理事長は、齋藤前専務を自己都合退職させる時間と口実を得ました。

吉岡次長は、〝党にまかせたのだから信じて待て〟と柴岡氏にフリーハンドを与えていたことを明らかにしています。当初から齋藤前専務の職場内性暴力問題を党内問題と認識し、医療生協さいたまがなすべきハラスメント防止規程の改訂や労働組合が取り組むべき職場改善運動を阻害し、党の組織防衛を行いました。それは、２か月にもわたる齋藤前専務の職場放棄の末の逃亡を許すためであったことがわかります。

第２節　隠蔽のステップ②　大衆的包囲を阻害

Ａさんや私が、齋藤前専務理事の職場内性暴力を通報したのは日本共産党だけではありませんでした。埼玉民医労はもちろん、新日本婦人の会埼玉県本部の高田会長、埼玉県労働組合連合会の舟橋副議長＝全労連婦人部長（当時）、フラワーデモ埼玉の中心人物や、ほかにも埼玉在住の著名な社会活動家に協力を依頼しました。

これらの事実は、私たちが齋藤前専務の職場内性暴力問題を日本共産党の内部問題などとはとら

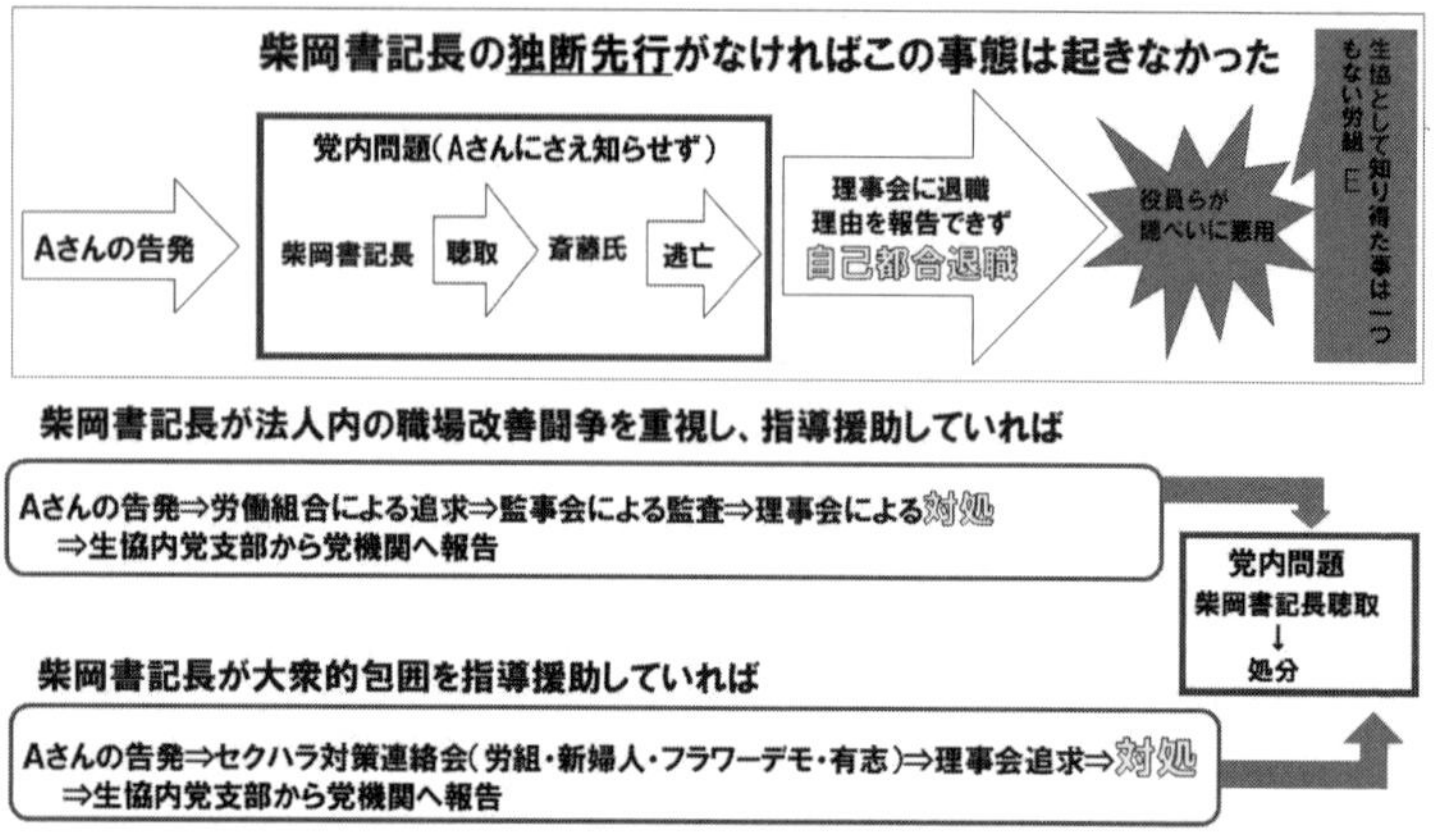

えておらず、女性の人権と尊厳の問題、労働者の職場改善問題、医療生協さいたまの再建問題ととらえていたからです。私たちの目標が、職場内性暴力の再発防止・性被害者の名誉回復・そのための第三者調査実施であったことは先にも述べたとおりです。

柴岡氏が、証言した当事者であるAさんにも当該労働組合にも無断で齋藤前専務を聴取し逃亡を許したことは、労働組合運動によって専務理事を大衆的に包囲する闘争方針を潰し、ＭｅＴｏｏ運動などの女性の権利向上や性暴力根絶などの運動を担う市民団体や個人と連携する道を完全に塞いでしまいました。

柴岡氏は、齋藤前専務聴取から雪田理事長による自己都合退職承認までの約2か月間の密室処理によって、齋藤前専務を、埼玉民医労を始めとした一切の社会的批判や社会的制裁から切り離して逃亡させたのです。

第3節　隠蔽のステップ③　密談

秋間氏からの情報によれば、柴岡氏は齋藤前専務の聴取にあたって最低2回、雪田理事長と協議を行っています。この協議について、柴岡氏はAさんにその事実と協議の概要を「党は、あなたの訴えに基づいて調査を行い、党としての対応と党規約に基づく党員資格の処分をおこないました」（2022年12月21日）と報告しています。しかし、雪田理事長も身内調査委員会も監事会も、一切この問題には触れようとしません。

柴岡氏による被害当事者をも無視した独断専横が、齋藤前専務の職場内性暴力問題を社会の批判から隠し、医療生協内の処分すらも回避させるための情報統制を目的としたものであったことは、Aさんに対する「党が除名した事実を党員を含む第三者に伝えることも、二次被害の拡大を含め問題解決に逆行しかねないものであり、控えるようにしてください」（2022年10月12日）という箝口令からも明らかです。この文書は県委員会の公式文書であり中央委員会承認の文書です。党はこの箝口令によって理事会や監事会や民医労執行委員会や新婦人職場班内の党員を含めた全党員を縛り、齋藤前専務を逃亡させたのです。

ここまでした理由は、党内問題として除名処分を先行し、民医労や新婦人やフラワーデモ実行委員会などの運動団体から齋藤前専務の職場内性暴力問題を遮断し、齋藤前専務を穏便に自己都合退職させるという柴岡氏と雪田理事長の利害関係が一致したからです。

第4節　隠蔽のステップ④　党規約

日本共産党は齋藤前専務を性加害者として、党の最高の処分である除名としました。日本共産党が齋藤前専務を党の内部判断基準に照らして除名としたことに、何ら口を挟むつもりはありません。しかし、県委員会が齋藤前専務とAさんが党員であったことを口実に、党員間で発生した職場内性暴力を党内問題と決めつけた誤りは指摘しなければなりません。

私は、党規約に基づきこの問題を解決するために、ほとんどの労力を中央委員会の説得のために費やしました。日本共産党はその規約第五条（八）で「党内問題は、党内で解決する」と定めています。そして常時私に処分をちらつかせ活動を規制しました。雪田理事長と高橋監事は県委員会の箝口令を口実に、齋藤前専務の職場内性暴力と除名の事実を医療生協さいたま内の党員に報告しませんでした。

さらに県委員会と役員会は、党規約第五十条「党員にたいする処分は、その党員の所属する支部の党会議、総会の決定によるとともに、一級上の指導機関の承認をえて確定される」を口実に、県委員会直属の役員支部党員であった齋藤前専務の除名処分報告を、役員と県委員以外は誰も知らない状態のままとしました。

党は齋藤氏の職場内性暴力を党内問題とし、除名処分で「一段落」としました。Aさんに対しても県委員以外に訴えも相談も禁止しました。これは党規約を悪用した隠蔽です。党員による職場内性暴力は犯罪であり職場問題です。決して党内問題ではありません。党規約には齋藤前専務を除名処分とした事実を職場支部に報告してはならない、と解釈できる条文はありません。齋藤前専務の除名を職場支部で論議してはならないとする理由も根拠もありません。

第5節　隠蔽のステップ⑤　ダブルスタンダード

同じ人物の同じ行為を県委員会と医療生協さいたまがそれぞれの判断基準で検討し、異なる判断をすることは理論的にはあり得ます。しかし、問題は職場内性暴力です。しかも「党員の立場」で理事長と書記長が協議した問題で、100％党員の役員会と県委員会との対処が、最高の除名処分と退職金支給の無罪放免と正反対になることはあり得ません。

ここには、県委員会と役員会に共謀関係があったと見るのが自然です。専務理事の不祥事を隠蔽したい雪田理事長の保身と、組織防衛の為に党員専務の不祥事を公にしたくない県委員会の思惑が、隠蔽で一致したと見るべきです。

また、柴岡氏は、政党は生協には介入できないという原則を利用して、県委員会の除名処分に反して齋藤前専務の職場内性暴力を全否定した役員グループ支部への指導責任を放棄しています。これは柴岡氏が日本共産党綱領の「女性にたいするあらゆる暴力を撤廃する」に背を向けたことを意味します。

雪田理事長は党員としてこの箝口令を利用し、齋藤前専務が職場内性暴力によって除名処分となった事実を職場内党員に報告しない口実としました。そして党とは無関係の生協法人の理事長として、県委員会による齋藤前専務の除名処分を否定しました。

これにより、雪田理事長は、最も重要な人権尊重のための職員教育と職場内性暴力の再発防止のための改善を抑止したまま現在に至っています。医療生協さいたまの運営を歪ませた雪田理事長の行動は、除名処分と自己都合退職、党員の立場と理事長の立場を都合よく使い分けるダブルスタンダードです。柴岡氏の行動も、党員への箝口令という強権的介入と、党員役員による除名処分否定を黙認するというダブルスタンダードであると言えます。

第6節　背任

柴岡氏が、齋藤前専務を職場内性暴力で除名処分とした不祥事を、役員と共謀して隠蔽したことは先にも述べました。ここでは雪田理事長の背任行為に焦点を当てて論じて行きます。

第1の背任は、長年医療生協さいたまに勤務してきた雪田理事長が公然の秘密であった齋藤前専務の女性問題を知らなかったはずがないということです。プライバシー保護のため詳細は伏せますが、雪田理事長が担当した患者のなかには、齊藤前専務がいたのです。

最大の背任は、雪田理事長が齋藤前専務の性加害嫌疑を知っていたにもかかわらず、自身が招集した理事会へ齋藤前専務の自己都合退職を提案し承認させたということです。

２０２１年10月27日の理事会当日に雪田理事長が齋藤前専務理事の職場内性暴力を事実と認識していたかは雪田理事長本人の告白を待つ以外にはありません。しかし、少なくとも自身が支部長を務める日本共産党の最高責任者である柴岡氏から、職場内暴力の嫌疑を知らされていたのは証拠が残る事実です。

雪田理事長は、最低でも齋藤前専務から提出された辞表を保留し、性加害の嫌疑について本人に確認を行う義務がありました。仮に雪田理事長が、齋藤前専務の潔白を本人確認をするまでもないほど強く確信していたのであれば、その根拠を柴岡氏へ提示し齋藤前専務の冤罪を晴らすために反論したはずです。

柴岡氏は、党が調査したXさんへの性暴力の事実で齋藤前専務を除名処分としたことをAさんに報告していますが、Aさんの通報内容に反する証拠が雪田理事長から提示されたとは書いていません。

雪田理事長は、齋藤前専務の性暴力を否定できないまま、齋藤前専務本人へ性暴力嫌疑の真偽確認も回避し、齋藤前専務の申告通りに辞表を受理し理事会へ自己都合退職を提案し承認させたのです。これは職務怠慢と背任です。

第3の背任は、雪田理事長は、齋藤前専務本人に理事会で自己の性暴力嫌疑を否定するように命じるべきであったことです。理事長にとって専務が職場内性暴力の嫌疑を持たれるのは不名誉の極みです。潔白の証拠があるのであれば、それを理事会の場で報告させ、自身で嫌疑を払拭するように命じるのが自然です。しかし齋藤前専務は自ら職場を放棄し姿をくらませ、日本共産党規約第五十五条で保障されている除名処分の再審査を請求する権利も放棄し、県委員会との連絡を一方的に遮断しました。齋藤前専務は、理事会と日本共産党という2つの釈明の場を自ら放棄したことによって、自ら職場内性暴力を認めました。本人が認めた職場内性暴力を、雪田理事長が否定できるはずがありません。雪田理事長は、鳥海歯科医師の職場内性暴力の隠蔽に成功した経験から、齋藤前専務の職場内性暴力も自己都合退職で隠蔽できると考えたのです。

第4の背任は、雪田理事長が齋藤前専務の職場内性暴力に対する身内調査委員会を設置したことです。雪田理事長は、身内調査委員会設置を余儀なくされた理由を「(実名)理事に直接訴えて来られた内容については、医療生協さいたまとして事実調査を行い、その内容によって適切な対処をすることは必須であると考えています」(2021年11月29日)とAさんが組合員理事に齋藤前専務からの性被害を訴えたことが理由であることを認めています。そしてその後、2021年12月15日に、Aさんへ身内調査委員会の設置を報告しています。しかしこの説明に、柴岡氏から齋藤前専務の性暴力嫌疑を聞きながら本人確認を怠った事実にも、自身に齋藤前専務の潔白を証明する義務があったことにも言及していません。

雪田理事長は、自身で齋藤前専務の潔白を証明することができないため、顧問弁護士を利用して調査報告という形で齋藤前専務理の潔白を語らせたのです。

ある事務長からの情報では、中島常務理事が、〝齋藤前専務がセクハラで訴えられビックリして事実調査委員会を設置した〟と事務長会議へ身内調査委員会の設置理由と経過を報告したとのことですが、これは明らかな虚偽報告です。雪田理事長は、中島常務理事にこのような虚偽報告を命じてまで身内調査委員会設置を強行したのです。

さらに労働組合に要請していた委員選出をやめ、理事と顧問弁護士だけによる完全な身内調査委員会を構成しました。

これらの背任より、雪田理事長は齋藤前専務の職場内性暴力を隠し通し、齋藤前専務に対し、一切の社会的な制裁を与えることなく、職員や労組や共産党員からの批判も職場改善も回避し、医療生協さいたまから退職させたのです。これは、雪田理事長自身への批判をかわす保身でもありました。

第7節　医療生協組合員・職員への裏切り

雪田理事長は、齋藤前専務に最高額2800万円（実際の支給額は異なる）の退職金支給を決めましたが、問題は金額の多寡ではありません。このお金は組合員と職員の協同と努力の結晶です。そのお金を、職員を傷つけ、医療生協さいたまと埼玉民医連を冒涜した齋藤前専務に支給するのは、生協組合員と職員への裏切りです。

対比参考のために改めて、日本共産党が齋藤前専務を最高の処分である除名とした事実と、２０２０年に介護老人保健施設みぬまで盗撮を行った職員を退職金なしの懲戒解雇とした事実を付記しておきます。

第８節　身内調査の限界と役員報告の欺瞞

雪田理事長が、理事会に齋藤前専務の潔白を証明する責任を放棄し、「組織の責任において自律的に事実調査委員会を設置する」と、顧問弁護士に齋藤前専務の職場内性暴力を否定させた経過は先に述べました。

身内調査委員会の体制上の問題点は、法人の顧問弁護士を委員長に任命したこと、委員を理事で固めたこと、労働組合を排除したことです。詳しい経過は分かりませんが、次に示すEさんからの情報では、当初労働組合から委員を選出する方向で協議がされていたことが確認できます。

理事会が調査委員会を発足するので、労働組合も参加します。

（２０２１年12月９日）

私が要請された中では、弁護士が入ると伝えられました。知り合いの有識者理事も入ることは聞いています。それ以上の構成内容はわかりません。労組は速やかな調査、懲戒規程に準じる対応と労組の参加を求めました。理事会からは労組の要請に応えて構成に加わってと委員会への参加が依頼されました。

（2021年12月10日）

Aさんは身内調査委員会に対し、次の意見、質問を送っています。

事実調査委員会に労働組合の代表が選出されていないことに疑問を感じています。職員には証言協力の呼びかけはおろか事実調査委員会発足の報告すら知らされていません。事実調査委員会の真相究明姿勢への不信と、密室性を感じています。性暴力被害の証言自体が大変な負担であることをご理解ください。

元専務からの性暴力被害を法人の顧問弁護士に証言することを躊躇するのは私だけではなく、ほとんどの被害女性の共通の心理です。

（2022年1月28日）

これに対し、顧問弁護士は「私たちとしては、引き続き、貴殿のご協力を仰ぎたいと考えておりますが、これ以上、貴殿に対してご無理を申し上げるつもりもございません。貴殿からの聴取はできなかったことを前提に、当事実調査委員会としての報告を行う予定です」（2022年2月12日）と、被害者抜きで齋藤前専務の性加害を否定する姿勢を示したため、Aさんは、私の被害を認定しない限り他の被害者の調査は始められないという貴委員会の姿勢は変わらないと理解しました。問題は代表理事による複数の性犯罪であり、私が記憶を掘り起こすことは何らかの支障が生じるとお伝えしましたが、このままでは「元専務による被害は確認できなかった」と結論付けられると思いました。したがって、1月17日の「連絡書」に「選任する弁護士等の法律家の援助の下で……被害事実を書面にまとめて頂き、これを事実調査委員会宛にご提出いただく方法」と書かれているとおりの方法で提出することとします。

（2022年2月16日）

と返答し、齋藤前専務からの性被害の詳細についての陳述調書を作成し身内調査委員会に提出しました。

身内調査委員会は、Aさんの被害確認ができなければ、ほかの被害調査はしないと言いながら、Aさんの聴取がなくても調査を進めると調査方針を述べています。ここからも、身内調査の目的が事実調査ではなく、最初から齋藤前専務の職場内性暴力否定ありきであったことが分かります。

身内調査委員会の欺瞞の1つ目は、Aさんに対する齋藤前専務の性暴力を証明しない限り就活セクハラなどほかの職場内性暴力を調査しない、としたことです。すでに労働組合のハラスメント・アンケートは回収を終え分析に入っていました。そこには92人もの職員がセクハラ被害を受けていること、役員を行為者とする可能性のある回答が6人いたことが明らかになっていました。明らかにすべきはAさん個人の被害認定ではなく、齋藤前専務の職場内性暴力の有無や実態であったはずです。Aさんの個別問題に拘泥する身内調査委員会の手法には問題があります。

2つ目は、性加害者の常套句である齋藤前専務の〝合意があった〟という主張を批判的に検討し、Aさんの陳述を裏付けるための調査を行わなかったことです。密室で行われる性暴力に物証や目撃証言などがあるはずがないことは最初から分かっていたことです。齋藤前専務とAさんの主張が真っ向から対立することも調査前から分かり切っていたことです。

Aさんは陳述で、自身以外の齋藤前専務の性被害者を実名で上げています。身内調査委員会は24人からヒアリングを行い、Aさんの陳述の一部に誤りがあることを確認したと報告しています。しかし、調査に第三者性はありません。被害女性が理事や顧問弁護士に対し専務からの性被害を正確に証言できたのか、被害を否定したい被害者心理や、法人顧問弁護士や理事へ真実を証言することによる不利益への不安や躊躇というバイアス修正を行ったのかは疑問です。

この疑問は、身内調査委員会が、労働組合アンケートを利用してクロス集計分析を行っていないこと、状況証拠を集積するための全職員調査を否定したことからも払拭することができません。労組に対しても、労組が把握している就活セクハラ被害者への証言協力要請があったとの情報もありません。

労働組合アンケートからは、相談窓口を使わない職員が多数であること、何をやっても無駄と管理者や理事会への信頼が低いことが明らかにされてることからも、顧問弁護士や理事によるヒアリングでは齋藤前専務の職場内性暴力を正確に反映できない可能性があると考えるのが実態調査にあたってとるべき姿勢であったはずです。

身内調査委員会が、アンケートによる齋藤前専務の職場内性暴力の状況証拠を集積する努力をせず、Aさんの事例に執着するのは「貴殿の意に反して黒ぬりつぶしされたと断定する根拠は、ない」と、齋藤前専務の主張を結論とするためです。

日本では性的な問題に対して厳しい風潮があります。身内調査委員会は、医療生協さいたまの職員の意識にも根付いているこうした男女非対称の性意識を利用し、齋藤前専務の職場内性暴力を軽微なものと印象操作したのです（後に紹介する２０２３年10月27日朝日新聞「耕論」の清田隆之氏の論考を参照）。

３つ目は、私たちからの繰り返しの指摘にもかかわらず、身内調査委員会は柴岡氏に関する意見質問には一切答えず、柴岡氏本人に対しても情報提供すら求めていないことです。日本共産党を不可侵とする姿勢も、身内調査の限界です。

身内調査委員会は齋藤前専務のAさんに対する行為を「貴殿の意に反して性的関係を結び、その関係が継続されたと断定する根拠は、ない」」、「貴殿以外に対するセクシャルハラスメントおよび『就活ハラスメント』の指摘に関しても、その事実があったとは認定することは困難」と結論づけています。これは身内調査でさえも、齋藤氏の職場内性暴力を否定することはできなかったことを示しています。齋藤前専務の潔白を捏造することまではできなかった顧問弁護士の苦肉の作文であると読み解くのが自然です。

ここでさらに問題なのは、中島常勤理事が、この身内調査委員会の結論を、あたかも齋藤前専務の潔白が証明されたかのように曲解して職員や総代に報告したことです。これはCさんの証言や複数の総代の感想からも明らになっています。地域別総代会義でこのような捏造報告をしたのは、1か月後に控えた総代会で齋藤前専務への退職金支給の議案を議決させるためであり、その議案提案の際に齋藤前専務の職場内性暴力についての質問が出るのを阻止する必要があったからです。

最後に、医療生協さいたま＝埼玉民医連の定款第23条「役員の責任」を紹介してこの章を閉じます。

2　役員はその任務を怠ったときは、組合に対し、これによって生じた損害を賠償する責任を負う。3　前項の任務を怠ってされた行為が理事会の決議に基づき行われたときは、その決議に賛成した理事は、その行為をしたものとみなす。

第8章　民主集中制下のハラスメント対応

第1節　党に任せた？

齋藤前専務が突然姿をくらましたことに不審を感じ、秋間氏に問い合わせた結果、柴岡氏が齋藤前専務を聴取していたことが判明しました。前述したように、柴岡氏は、被害当事者であり通報者であるAさんと埼玉民医労に無断で齋藤前専務を聴取したのです。この柴岡氏の独断専横により、再発防止と被害者の名誉回復、そのための第三者調査という、3つの目標の道は閉ざされてしまいました。さらに柴岡氏は確認できただけで二度に渡り雪田理事長と協議し、Aさんの情報を加害者側に漏洩していたことも判明しました。

残念ながら決して珍しいとはいえない企業内性暴力の一つであったこの問題を、ここまでこじらせ日本共産党中央委員会と全日本民医連を巻き込む性暴力隠蔽事件にまで発展させたのは、柴岡氏と吉岡次長による不適切な介入があったからです。

私は、雪田理事長に問題点を指摘しても埒が明かないため、中央委員会へ協議を申し入れました。ここで、この問題が医療生協さいたまの役員会と県委員会の問題だけではないことを思い知らされました。

齋藤前専務の職場内性暴力問題を担当したのは中央委員会組織局の吉岡正史次長（以後、吉岡次長）でした。一度目の協議の席で吉岡次長は、私から埼玉で起きている問題の実態について報告を受けた後、〝党に任せたのだから、後は信じて待って下さい〟と発言しました。当日の私のメモには「手を引け」と記載があります。また〝この問題を他団体に伝えるのは問題解決を遅らせ、二次被害を引き起こすことになるから控えて下さい〟と発言しました。私の行動によって〝すでに様々な混乱が生じ、解決を遅らせている〟と非難しました。私は〝党に任せるつもりなどなく、一度も党に任せたなどとはいっていない。これはAさんも同じ見解だ〟と反論しました。

実際に私は党に相談するだけではなく、全日本民医連の西沢事務局次長、新日本婦人の会埼玉県本部の高田会長、全日本労働組総連合の舟橋女性部長（当時）、フラワーデモ実行委員会のリーダー、著名な埼玉在住の社会活動家などに相談していました（巻末の資料をご参照下さい）。

また、私の行動で解決が遅れているという指摘に対しては、〝数十年間放置されて来た医療生協さいたまの職場内性暴力を可視化したのはAさんの勇気であり、私の行動である。遅れとは、誰によるいつまでの計画に対するどれだけの遅れなのか？　Aさんと私の行動の前から党が齋藤前専務

「党に任せたのだから信頼して待て」について

・そもそも医療生協の職場内性暴力問題が党内のみの問題とは考えていません。
（党独自の規約に基づく手続きがある事は認識しています。）

・当初から、私が再発防止・被害者救済のために起こした行動は、新婦人県本部・埼労連女性部・全日本民医連・フラワーデモ埼玉・埼玉民医労（医療生協労組）・弁護士・そして共産党南部地区委員会への共闘・協力の申し入れでした。
・加害者と被害者（の一部）が党員だから党内問題であるなどと当初から今に至るまで思ってはいません。

・「党に任せたい」と思った事もなければ言った事もありません。
党から「任せてくれ」と頼まれた事もありません。一方的に中央が「任せたのだから」と言っているだけです。

・党が信頼を失墜した（加害者・放置・失言・権利侵害・県）事実が論点になりません。

・Aさんも労組と理事と県委員会に証言はしましたが、党と相談した、党に解決を任せたなどとは思っていません。今も弁護士と相談し、警察に訴えることも含めて検討しています。

・国民の義務、医療生協組合員職員としての権利と義務の前に、党員であれば個人の権利と義務は保留すべきであると指示された様に感じてなりません。

の職場内性暴力を把握し対処を計画していたのであれば、性被害者を放置し、職場内性暴力を抑止できないままとなっている責任はどうなるのか？〟と逆質問しました。吉岡氏は〝それも含めて調査中である。信じて待て〟と繰り返すばかりでした（上記レジュメ参照）。

齋藤前専務の就活セクハラについて報告した時、吉岡次長から〝それで本当に被害を受けた人はいたのですか？〟との発言が飛び出しました。性加害を調査し対処する担当の中央委員が、性暴力をまったく理解していないことを露見させた瞬間でした。私が〝いや、それ自体がセクハラなんですけど〟と驚くと、吉岡次長は言葉を濁しました。2回目の協議の時に、私が吉岡次長に自己批判を要求すると、最初は発言自体を否定しようとし、同席した都役員と秋間氏にたしなめられ、渋々〝誤解を与えたなら申し訳なかった〟と、私の理解力に問題をすり替えました。

吉岡次長の問題はこれだけではなく、調査の結果と称して性被害とはまったく無関係のAさんの交友関係や、私の女性

平澤の問題行動で「調査が遅れた」のは事実ですか？
それはどの様な時間軸に対しての「遅れ」なのですか？

・平澤の行動で性暴力の実態が顕在化し、調査が始まったのではないのですか？
・平澤が行動を起こさなければ、被害者の泣き寝入りで終わったのではないのですか？
・平澤が行動を起こさなければ、遅れどころか闇から闇に葬られたのではありませんか？

平澤の行動で調査が混乱し遅れているとの批判に対し、
平澤より前から調査があったのか？その調査を遅らせてしまったのか？の問に対しては回答をいただけていません。

平澤は自身の行動が最良であるなどとは思っていません。しかし、
機関が把握できなかった党員の反社会行為を明らかにした事実には触れず、「遅れ」と「混乱」を指摘するだけの「指導」には不信を持たざるをえません。

30年もの期間、県直・県委員の性暴力犯罪を放置した機関の責任に一切触れないようとしない姿勢と一体不離の様に感じています。

の友人との交友関係についてまで言及しました。ハラスメントを訴えた党員の、そのハラスメント被害とはまったく無関係のプライバシーまで詮索する中央委員会、求められるままに同志のプライバシーを報告する党員、また平気でその情報を保有管理し会議中に当人への圧力として利用する人権感覚の希薄さ、下級には何をしても良いという中央委員の特権意識に悍ましいものを感じました。

党内に民主主義と人権感覚が行き届いていれば、このようなプライバシー侵害は起きなかったはずです。たとえ現場でこのようなプライバシー侵害が起きたとしても、県委員会は中央委員会に報告するべきではなく、吉岡次長はこのような情報を報告した県委員を叱責すべきでした。決してこのような不当に入手した無関係の個人情報を保管し会議で使用するなどあってはならないことでした。

私はこの問題について2021年4月6日と2022年3月19日に、吉岡氏の処分と再教育を要求する意見質問を中央委員会に送りましたが、回答はありませんでした。

長々と吉岡次長の残念な様子を紹介したのは、吉岡次長の

限界が中央委員会の対処能力の限界となっている現実、中央委員会の自浄能力の限界を理解していただきたかったからです。

第2節　性加害は党内問題？

被害当事者であり通報者であるAさんや当該労働組合にも無断で齋藤前専務の聴取を行った柴岡氏のこの誤りが、齋藤前専務に対する労働組合の追及を妨げ逃亡を許しました。被害者の情報を雪田理事長に漏洩し、齋藤前専務を自己都合退職させる時間的余裕を与えました。これが柴岡氏と雪田理事長の共謀であったことは、柴岡氏がAさんとの間で交わした公約を完全に反故にしたことからも分かります。

柴岡氏がAさんに齋藤前専務除名について箝口令を出した根拠は、日本共産党規約第五条（八）「党の内部問題は、党内で解決する」にあります。

職場内性暴力の再発防止も被害者の名誉回復も、そのための第三者調査もまだその緒にもついていないにもかかわらず、吉岡次長は〝この問題は除名で一段落した〟と発言しました。吉岡次長は、私が様々な友誼団体幹部と相談したことを〝混乱を起こし解決を遅れさせた。二次被害を招いている〟と非難しましたが、中央委員会が齋藤前専務の不同意性交を党内処分に過ぎない除名で終わらせる算段であったと考えると整合性がつきます。また、吉岡次長が言う二次被害とは、性被害者やその家族が受けるセカンドレイプではなく、日本共産党の支持率が下がることであったと考えると理解ができます。

ここで検討すべき論点の一つは、除名処分が日本共産党が綱領に明記している「女性に対するあらゆる形態の暴力を撤廃する」力になるのか、Aさんの願いである職場内性暴力の再発防止につながるのか、という点です。社会的制裁は一切なく、更生プログラムへの誘導指導もしない縁切り追放の除名処分で問題が〝一段落した〟とする党の認識は、綱領の立場に反しています。

2つ目は、齋藤前専務の職場内性暴力を党内問題とし、党外に持ち出すことを禁じる箝口令を出したことです。これにより埼玉民医労執行部内の党員や職場の新婦人内の党員は齋藤前専務の性加害問題を執行委員会や班会で論議することができなくなり、追及を放棄せざるをえなくなりました。

特に唯一理事会に直接交渉権を持つ労働組合の活動を封じたことで、職場内性暴力の再発防止と被害者の名誉回復と第三者調査の要求に最も有力な運動主体はその機能を喪失させられました。党は箝口令によって齋藤前専務の職場内性暴力を職員と党員に知らせず、再発防止論議も職場改善運動も封じたのです。

日本共産党といえども日本国の法律を順守する義務があり、党員には日本国憲法で保障された基本的人権があります。党規約が日本国憲法や法律の上位にあるはずはありません。日本共産党規約は、日本国憲法と法律の許す範囲内で、運用が許さる有志間の私的ルールに過ぎません。不同意性交という性暴力が党内問題であるはずがなく、除名処分で一段落として良いはずはありません。

第3節　自己防衛の末の除籍

珍しくはない職場内性暴力問題をこじらせた原因が日本共産党の誤った介入にあることを述べました。その誤りの象徴が被害者や監事会や労働組合執行委員会への箝口令であることも述べました。そしてこの箝口令から、私は第一の交渉先が雪田理事長ではなく、中央委員であることを確信しました。

私が日本共産党に対して呼びかけ続けた協議の論点は以下の2点です。1点目は、たとえ党員間であろうとも性暴力は党内問題ではないことを認め、党規約第五条（八）の対象としないこと。もしくは現実的で柔軟な規約解釈を行うこと。

もう1点は、党員が自浄能力を発揮するため、党員専務による職場内性暴力という痛恨事を医療生協さいたま内の党員に報告し、「つっこんだ論議」「自己批判相互批判」（田村副委員長に対する小池書記局長のパワハラの総括　2022年11月　赤旗）の機会を保障すべきである、という点でした。

この2点について中央委員会を説得するために、私は吉岡次長とジェンダー平等委員会、規律委員会、訴願委員会に意見・質問を送りました。しかしいずれの委員会からもただの一通の回答書も、受理通知すら受けることはありませんでした。

回答しないのは日本共産党規約第五条（六）「中央委員会にいたるどの機関に対しても、質問し、意見をのべ、回答をもとめることができる」、第十五条「党員からの訴えなどは、すみやかに処理する」に違反しているのではないのかと、規律委員会と訴願委員会の責任者にも手紙を出しましたが、この手紙にも両委員会からは回答がありませんでした。ここで学んだのは、党規約に党員の「回答をもとめる」権利は明記してあっても中央委員会に回答義務があるとは記載されていないという事実でした。そして「すみやかな処理」には、私の除籍が含まれるという残酷な現実でした。

さらに深刻であったのは、雪田理事長が、Aさんの行動を服務規程違反で懲戒する動きを見せ、柴岡氏がこれを黙認したことです。私はこの問題を次のとおり、文書にして、柴岡氏本人を始め、倉林明子ジェンダー平等委員会責任者（党常任幹部会副委員長、参議院議員、元民医連職員）、山添拓ジェンダー平等委員会副責任者（当時　現政策委員長、参議院議員）、田邊進規律委員会責任者、吉岡組織局次長に送付し、Aさんへの人権侵害を即座に中止するよう、雪田理事長への指導を求め以下の手紙を送りました。

（1）書記長には第一義的に被害者保護を果たす責任があります。そこには、党籍の有無、問題の性格（セクハラか他の犯罪か）は全く関係はありません。事実の確認は十分であり、Aさんとの認識の齟齬を公約不履行の理由にするのは詭弁です。書記長のお考えをお知らせ下さい。

（2）中央委員でもある書記長が再三の被害者からの保護要求を無視し、A証言者が懲戒の危機に晒され弁護士を頼っているという事態に、書記長は無条件で迅速に対応すべきです。回答をお願いします。

しかし、この手紙も完全に無視されました。こうした実態から、もはや日本共産党には中央委員会から県委員会、そして職場支部に至るまで自浄能力はないと判断せざるを得ませんでした。雪田理事長からの容赦ない迫害に対し、もはや中央委員会を〝信じて待つ〟時間は私たちにはありませんでした。

そのため私は、〝東京都所属の党員は埼玉県の党員と連絡してはならない〟という不文律に反し、医療生協さいたま内の党員に齋藤前専務が職場内性暴力により除名となった事実を知らせ、再発防止のための党内論議を開始するように呼び掛けました。不当な公益通報者探しと懲戒圧をやめさせるように呼びかけました。

（2023年4月5日）

この呼びかけを理由に、私は日本共産党から除籍措置を受けることとなりました。県委員会と医療生協さいたま役員による職場内性暴力隠しに対して、医療生協さいたま内の党員に再発防止のための党内論議を呼びかけている過程にあっただけに残念です。

除籍措置を通告されるにあたり、私が最後に機関役員に伝えた内容を整理しました。除籍は処分とは異なり規約には、弁明の権利は与えられないからです。

除籍についてのご報告

この度私平澤民紀は、２０２３年８月29日付けで日本共産党から除籍措置を受けました事をご報告いたします。

私への除籍「措置」は規約にもないものとの事です。規約第十一条「党員の資格を明白に失った党員」と認定したとの事でした。

私はこの「措置」についての通知文書を求めましたが断られました。そのため除籍理由は私の解釈になりますが、医療生協さいたまの齋藤前専務理事がセクハラを行い除名処分された事実を、医療生協の職員党員に知らせた事と思われます。

医療生協さいたまの一部役員によるセクハラ隠しに対して、医療生協内党員に再発防止のための党内論議の過程であっただけに残念です。

医療生協さいたまの一部役員によるセクハラ隠しと柴岡書記長の対応の事実を、以下に解説します。

① 医療生協の女性党員職員（以後Ａさん）が、齋藤前専務からのセクハラ被害を

②埼玉県委員会の柴岡書記長に告発した。（2021年1月28日）
③柴岡氏は、Aさんに無断で加害者側の雪田理事長へ、Aさんの情報を漏洩した。（2021年9月）
④雪田氏は、齋藤氏に本人確認もせず2800万円の退職金を与え自己都合退職を承認した。（2021年10月27日理事会議決）
⑤柴岡氏は、性加害も党員間であれば党内問題であるとし、齋藤氏除名で問題は一段落したとした。
⑥柴岡氏は、Aさんに党内問題である性暴力被害は県委員以外には相談しないように命じた。（2022年10月12日付け）
⑦柴岡氏は、労組に党員専務のセクハラ問題を労組（党外）で論議しないように命じた。
⑧現在も医療生協内の党員は、齋藤氏の除名を知らされていない。
⑨Aさんの願いであるセクハラ再発防止は、⑥⑦によって職員論議はおろか党員論議すらできていない。他の被害者（非党員含む）も泣き寝入りさせられたままとなっている。

党員専務によるセクハラ被害の告発と再発防止の闘いは、2020年から始まりました。その間に埼玉県南部地区委員会、埼玉県委員会、中央委員会組織局・同訴願委員会・同規律委員会・同ジェンダー平等委員会に合計で約80通の意見質問訴願書を送りました。しかし一通の回答書もありませんでした。

⑩党員による不同意性交の犯罪行為を党内問題とし党外に出させないのは誤り。
⑪柴岡氏が被害者に無断で加害者側に情報を漏洩したのは誤り。
⑫齋藤氏の除名処分を医療生協の党員に報告しないのは誤り。
・党員の性犯罪とそれを見過ごした支部から、自己批判相互批判の機会を奪うのは誤り。
・党員にセクハラ再発防止のリーダーシップを発揮させないのは誤り。
⑬Aさんに他者への相談を禁じたのはセカンドレイプであり誤り。
⑭党員100％の役員会がセクハラを否定し、齋藤氏の除名処分に応じない事態を放置するのは誤り。
⑮役員会が第三者調査を拒否しセクハラ隠ぺいを黙認するのは誤り。
⑯役員によるAさんへの懲戒圧力を制止しないのは公益通報者保護違反の誤り。
⑰党員からの意見質問訴願書に回答しないのは規約違反の誤り。
⑱意見質問に回答せず党内論議過程で党員から党籍を奪うのは異論排除の誤り。

性被害問題で何よりも優先しなければならないのは被害者の保護と尊重です。①~⑯の事態の中で、二次被害に苦しめられているAさんを救い、しかも党の打撃を最小限に抑える為には、事情を知り理事会からも県委員会からも圧力を受けない私が、医療生協の党員に働きかける以外に方法はありませんでした。

違和感を持っています。

私は党籍を奪われても日本共産党綱領に基づき、医療生協・民医連の再建のために、セクハラの再発防止・被害者の救済・そのための第三者調査の実施を求め闘い続けます。党籍を奪われた為党内論議への参加は不可能となりましたが、党員に自浄能力の発揮を求め呼びかけを続けます。あくまでも党と医療生協役員が隠蔽行為を改めないのであれば医療生協組合員・労組にもこの事実を伝え、それでも態度を改めないのであれば、裁判に訴えることになるでしょう。

皆さんに、①~⑯が事実であるか平澤の虚言であるかを、柴岡書記長に確認するようにお願いします。

理事会がセクハラの事実を認め、再発防止策が実現した時に、私の名誉回復と復党が実現すると確信しています。

この章を閉じるにあたり、「有害閉鎖空間設定責任」という概念を紹介します。これは明治大学の内藤朝雄准教授が提唱している概念です。内藤准教授は学校内でのイジメ問題を中心にその解決のための研究としてこの概念を提唱しています。憲法学者の木村草太東京都立大教授はＳＮＳ上での討論で「有害空間設定責任は、学校だけでなく学校・職場に応用して、そのおかしさに当事者が気づくとともに、司法による救済を広げることにつながるのではないかと思っています」と応じています。

日本共産党という強い正義感と同質性の高い集団のなかで、組織防衛のためには個人の犠牲が顧みられないという負の側面を検討するために、この有害閉鎖空間設定責任の概念の活用が有効であると考えています。

改めて日本共産党の自己分析能力、自浄機能の弱さを痛感しています。組織内で起きたハラスメント、特に上級者がハラッサーである場合、また上級が組織的に誤りを犯した場合の是正の困難さに直面しています。

旧ジャニーズ事務所の問題でも元自衛官の五ノ井さんの自衛隊セクハラ事件からも、組織内の上級者や有力者が起こした性暴力問題に対する実相究明と解決策の策定には外部の力が不可欠であることは明瞭です。

私は民主集中制という組織原則のすべてが誤っているとは考えていません。しかし最低でもハラスメント対応については党規約第五条（八）の対象から外すか、被害者に寄り添う柔軟な解釈運用が必要であると考えます。

また、中央委員会常任幹部会や委員長から独立して調査権や仲裁権を持つ委員会や、幹部会委員長や議長に対しても除名を勧告できる強い権限を持った権力分散システムの設定が必要です。そのことに気づくためにもこの有害空間設定責任について日本共産党員が学習し、自己分析や社会標準のハラスメント対策の手法を取り入れることを願ってやみません。

終　章　性暴力のない社会を目指して

第1節　共産党こそ先頭に

日本共産党は女性解放の先駆的存在でした。まだ女性に参政権が認められていない時代から婦人参政権を掲げ闘ってきました。

日本共産党は「党は、とりわけ過酷な搾取によって苦しめられていた労働者階級の生活の根本的な改善、すべての勤労者、知識人、女性、青年の権利と生活向上のためにたたかった」と戦前から女性解放の闘いを担ってきました。そして「20世紀中頃につくられた国際的な人権保障の基準を土台に女性、子ども、障害者、少数者、移住労働者、先住民などへの差別をなくし、その尊厳を保障する国際的規範が発展している。ジェンダー平等を求める国際的潮流が大きく発展し、経済的・社会的差別をなくすとともに、女性に対するあらゆる形態の暴力を撤廃することが国際社会の課題となっている」との情勢認識のもと「ジェンダー平等の社会をつくる。男女の平等、同権をあらゆる分野で擁護し、保障する。女性の独立した人格を尊重し、女性の社会的地位、法的な地位を高める」ことを綱領（9）に明記しています。

党から除籍措置を受けた身とはいえ、私は女性解放のために闘ってきた党の歴史に誇りを持っています。そして今も日本共産党が「女性に対するあらゆる形態の暴力を撤廃する」ために闘う能力と資格を持っていると信じたいと思っています。

人間と、人間の集合体である組織から誤りをなくすことは不可能です。それは日本共産党であっても同じです。ですからハラスメントは予防とともに起こしてしまった後の対処が大切です。

２０２２年11月に起きた小池晃書記局長による田村智子副委員長（当時）へのパワハラ問題では、小池書記局長は「深刻な反省と自己改革が必要だと肝に銘じている」と述べ、志位和夫委員長（当時）も「ハラスメント根絶を大方針にしている日本共産党にとってあってはならない言動です。委員長としても今回の出来事について大変申し訳なく、責任を痛感しています」とし「突っ込んだ自己批判、相互批判」を行ったことを明らかにしています。そして田村副委員長は「『これは』という言動を見聞きしたときの思いなどが率直に党のなかでも出し合えてパワハラの根絶に向かっていかなければならないと思う」（２０２２年11月15日・20日　赤旗）と当事者としての立場もふまえ発言しています。

誇るべき綱領とともに、党内で発生したハラスメントに対して小池―田村パワハラ問題と同様の対処が党組織の隅々で行われ、解決のプロセスが対外的にも可視化されれば、医療生協さいたまと県委員会が、党員専務による職場内性暴力を隠蔽するという誤りは、初期の段階で是正されたに違いありません。

しかし第29回党大会の結語で起こしたパワハラ問題で、党はこの立場を大幅に後退させてしまいました。中央委員会は第三者調査を求める被害者党員の声を受け入れず、加害を指摘されている立場にありながらその地位と権力を行使してパワハラ否定を機関決定し、さらに組織的にそれを徹底するというセカンドハラスメントの挙に出ました。

私は医療生協さいたま内の党員が職場内性暴力の根絶の先頭に立つと信じていました。しかし党と党員の自浄機能を摘み取ってしまったのが第29回党大会であり、そしてそれに対して批判の声をあげない党員の姿に党内ハラスメント対応の限界を見てしまいました。

第2節　性暴力被害者の最後の拠り所として

齋藤前専務から性暴力を受けたAさんは、最もつらかったのは〝同僚の冷ややかな視線〟と言っています。このAさんの言葉には、職場内性暴力問題の解決の困難さが凝縮されています。

ここでは、性暴力被害者を患者として受け入れる可能性のある医療労働者が知っておくべき医学知識や性犯罪統計などを職場内性暴力の視点から紹介します。それは性暴力被害者の立場に立ち、最後の拠り所としての役割を担う医療生協・民医連の立場と、齋藤前専務理事の行為を〝セクハラではない〟とする役員会の立場が両立し得ないことを理解していただくためでもあります。

また性犯罪には、傷害罪や窃盗罪などと異なり、被害者が責められるという社会の誤った風潮が強く残っており、医療従事者もその影響を受けていることを自己検証する必要があります。そしてこの誤った社会の風潮を、医療生協・民医連から正していく力を発揮していただくことを期待しているからです。

(1) レイプ神話について

レイプという言葉から、屈強な男性が暗い夜道で通りがかった見知らぬ女性を腕力や凶器を用いて人目のない場所にひきずり込み、抵抗を押さえつけ……といったシーンを思い描く方が多いと思います。しかし実際に「『むりやり性交等をされた被害経験』の『加害者との関係』は『まったく知らない人』は約1割」にすぎないことが「内閣府男女共同参画局　令和2年度調査　男女間における暴力に関する調査報告」で明らかにされています。多くの人がイメージするこのレイプの形態は、専門家からは「奇襲型」と分類されており、むしろ少数です。

近年はレイプドラッグを使った犯行が増えているとの情報がありますが、これらは「飲酒・薬物を伴う型」と分類されています。齋藤前専務の手口は、役員という地位を悪用しAさんの情報を収取し・感謝させ・安心させ・断りにくい関係性をつくり、逃げられない状況に追い込むというものでした。

齋藤前専務はAさんに性的関係を強要するにあたって、腕力や凶器などの使用や言葉による脅迫は一切用いていません。専門家はこのようなタイプを「エントラップメント型レイプ」と呼んでいます。ほかにも児童期の性虐待型、パートナーレイプ型があり、合わせて5つのタイプが提唱されています。

職場での不同意性交については、飲酒薬物使用型かエントラップメント型、もしくはそれらを複合させた上司や同僚による犯行が主であると推測されます。私は、ジャニー喜多川氏の性暴力問題で広く知られるようになった性的手なづけを意味する「グルーミング」はエントラップメント型レイプのさらに詳細な分類名であると認識しています。グルーミングは決して未成年を対象にしたものだけではなく、成人であっても芸術やスポーツや研究教育の場でも多くあり、医療生協さいたまのような一般的な職場でも指導的な立場の性加害者によって行われます。齋藤前専務は、自身の得意専門分野を利用して悩んでいたAさんに接近しました。これはグルーミングを用いたエントラップメント型レイプであったと考えられます。

このエントラップメント型レイプは、奇襲型とは異なり被害者が自責の念をもつ傾向が強く、被害を自覚しにくいという特徴があります。また、周囲からも同意の関係と誤解されやすい傾向があります。より詳しくはネットで「内閣府男女共同参画局　男女間における暴力に関する調査報告」「性暴力の被害経験に関する質的調査報告」「当事者の声から刑法改正を考える」の検索をお願いします。

（2）性暴力の軽重について

性暴力には「わいせつ行為」「みだらな行為」「いたずら」「セクハラ」「痴漢」「強姦」「レイプ」など様々な名称があります。そしてそのイメージは人によってバラバラであると思います。セクハラや痴漢は強姦に比べ軽微な印象を持つ人が多いと思います。しかしこれらはすべてが許されない性暴力です。猥談を聞かせる、性的な画像を見せる、性的なメールを送るなどの行為も性暴力です。

性暴力は行為によって軽重が決められるものではなく、被害者が受けたダメージや損失、回復までの困難さなどから決められるべきものです。70万人以上と言われる女性の引きこもりの原因の大きな部分を痴漢被害が占めていると推測する専門家もおり、それほど性被害のダメージは人それぞれです。したがって、性暴力への対処は被害者の主観が最も重視されるべきです。決して周囲が〝それぐらい〟や〝役員に取り入って得もしたのだから〟などと評価すべきものではありません。また〝セクハラを笑っていなすのが大人の女のたしなみ〟といった言い方も誤りです。元自衛官の五ノ井さんが「上に立つ人がハラスメントを見過ごすとエスカレートしてしまう」と指摘したように、性被害者に的確に対処できる職員は、あらゆる性暴力を許さない職場のなかでしか育てることができません。

（3）性暴力加害者の認知の歪みについて

自分の職場で性暴力が起きることを喜ぶ職員はいません。まして、その性加害者が顔も名前も知る職員であれば〝まさか・そんなはずはない・間違いであってほしい〟などの感情を持つと思われます。しかし周囲のそうした思い込みや願望は、性被害者を孤立させ問題の解決を遅らせます。性加害者の職務能力が高く、高い役職を持ち、周囲からの信頼が厚い場合、〝女性の側に問題があったに違いない〟などの風評が出ることが多くあります。しかし、それは重大なセカンドレイプであり許されることではありません。

日本で最も頻発している性暴力は、通勤電車内での痴漢です。精神保健福祉士・社会福祉士の齋藤章佳氏は独自調査によって、痴漢をする男性は「最終学歴は大卒以上が過半数を占め・既婚者や婚約者がいる者が46％となっており、『性欲が強いけれどモテない男性』像は的外れ」であることを指摘しています。そして加害者が、被害者と同世代の娘を持つ父親であることも珍しくはないことを指摘しています。齋藤氏のデーター分析によると「『痴漢のリアルな実態は、四大卒で会社勤めをする、働きざかりの既婚者男性』ということになります。つまり、どこにでもいる、普通すぎるほど普通の男性です」とのことです。

齋藤氏は「性犯罪者は『認知の歪み』を隠し持っている」と指摘しています。「彼らが自身の性的逸脱行為をどうとらえているか。なぜそんなことをしてしまったと考えているか」「痴漢のリアルな声」を以下のとおりに紹介しています。

・露出の多い服を着ている女性は痴漢されたい、されてもしかたない

・今週も1週間仕事をがんばったから、自分は痴漢をしても許される
・相手から近づいてきたのだから痴漢してもいいだろう、等々。

齋藤前専務が〝僕はカタワ（伝聞のまま）なんです〟と自身の性的逸脱に自覚を持っていたことは前述しました。より詳しくは、齋藤氏の『男が痴漢になる理由』を購読されるようお願いします。

(4) 〝嫌なら断れば良かったのに〟について

性暴力被害者を深く傷つけ、実態把握を遅らせる言葉に〝本当に嫌なら断ったはず〟〝嫌なら逃げれば良かったのに〟があります。NPO法人日本フェミニストカウンセリング学会では「被害はどのようにして始まったのか」について、次のとおり、被害者の声を専門家の視点で分析しています。

職場や大学・学校などで力関係があり、嫌だと思っても拒否できない状況で、被害が始まるケースは多い・まったく突然のことでとっさに対応できないこともある・被害者が加害者を信頼していた場合には「まさか自分にそのようなことが起こる」とは想像もしていない・体力差があってとても抵抗できずあきらめてしまうのも無理はない・加害者は非常に巧妙に被害者を自分のコントロール下に置こうとする。また、（中略）長時間労働によって判断が低下している

状態に付け込む形での被害もある・加害者の執拗さによって拒否できないこともある（中略）・被害者が最初は「合意の上での交際」と思い込まされている場合もある・被害者が「被害をなかったことにしようと思う」こともある。

より詳しくは、同学会編『なぜ「にげられない」のか　継続した性暴力の被害者心理と対処行動の「実態」』の購読をお勧めします。

(5)〝逃げればよかったのに〟について

本当にイヤなら逃げればよかったのに、と思っている方も多いと思いますが、それは医学的にも誤っており、性暴力被害者を深く傷つけます。

トラウマセラピストの花丘ちぐさ氏は「ポリヴェーガル理論とは何か」の解説で「『凍りつき』は無意識に起こる神経系のブレーキ」であるとしています。「性暴力被害についても、この凍りつき反応が起きることが多くあります。（中略）被害にあったときは、声が出せなかった、身体が動かなかった、頭のなかが真っ白になって何が起きているのかわからなかった、あるいはまったく記憶がない」との報告が多くあり、これを「生き残るための凍りつき反応」「生き残るためのシステム」であると指摘しています。

また、身体反応だけでなく「『迎合』という反応」についても、次のとおり解説しています。

迎合とは、加害者からさらなる加害行為を受けないようにするために、加害者の要求に応え、加害者の意に沿うような行動や発言をすることです。

自らの嫌悪感を抑えて社会交流システムを使い、声の抑揚や表情で、相手に敵意がないことを伝え、相手の言いなりになります。（中略）これは抵抗するよりも迎合したほうが生存の可能性が高まるという神経系の判断によって起きています。（中略）性暴力被害においては、加害者に迎合したことを被害者が悔んだり、自分を責めたりすることがあります。また社会的にも責められたり、法的な場でも不利になったりします。しかし、性暴力被害において、加害者に迎合したことは決して悪いことではなく生存可能性を高めるための神経系の判断です。

この場合の生存とは傷害致死回避を指すだけでなく、長期に渡る精神的苦痛や、希死願望に至る鬱を回避することも含まれると解釈してください。

「ポリヴェーガル理論」とは「多重迷走神経理論」とも呼ばれています。迷走神経は副交感神経系の主要な神経です。迷走神経は、背側迷走神経系と腹側迷走神経系の2つに分かれ、温存（凍りつき）」と「社交（迎合）」の反応を引き起こします。そして闘争・逃亡を引き起こす交感神経との3つの神経系の複雑な働きが性被害者の言動を支配している、という理論です。あまりに少ない文字数での要約で失礼しましたが、性暴力被害者と向き合う可能性のある医療従事者の皆さんには、『なぜ私は凍りついたのか——ポリヴェーガル理論で読み解く性暴力と癒し』、『「ポリヴェーガル理論入門――心身に変革を起こす「安全」と「絆」』所収の「なぜ私は凍りついたのか」を購読することを、ぜひともお願いします。

性暴力に直面した被害者の反応である「5F」を紹介します。皆さんであれば、どのような反応をするか、労組アンケート（ハラスメントに対し何もしなかった180人／366人）を参考に、想像することをお願いして、この節を閉じることとします。

・Fight（闘争）・Flight（逃亡）・Freeze（凍りつき）・Friend（友好）・Flop（迎合）

(6) 〝不倫関係だと思った〟について

先述したように、圧倒的な力関係のもとで性被害者が加害者に対して示すFriendlyやFlopyな態度を周囲の同僚が、仲が良い・合意の関係であると解釈したり、不倫などのプライベートな問題として見て見ぬフリをしたり、冷ややかな目で見ることは被害を長引かせることにつながる可能性があります。

NPO法人日本フェミニストカウンセリング学会は「誤解され、理解されにくい（被害者の）対処行動として　加害者に好意を示すメール・手紙・葉書などをおくる　プレゼントをしたり、年賀状を出したり、バレンタインチョコレートを渡す　自分から出向く。誘う『交際』する　被害者に尽くす　相手の言いなりに反応する」をあげています。

また、職場におけるエントラップメント型レイプは、周囲の職員に前記のような解釈をさせる環境を整備する力量や影響力を持った人物が成し得る性犯罪であることにも注意を払う必要があります。

（7）〝男好きだと思った〟について

これも同様に性暴力被害者の Friendly や Flopy な態度を表層的にしか解釈できない場合に起きる誤解です。さらに性被害者によっては「トラウマの再演」といわれる行動特性を示す場合があります。性被害者は複数回の被害に遭う傾向があることが統計的に明らかになっていますが、その原因の一つとされています。

先進的な教育関係者は、性的にポジティブな生徒に対しては性被害に遭っている可能性がないかを注意深く検討すべきとしています。医療従事者は表面的な印象で性被害者へのレッテル貼りや、性暴力被害を蔑む判断をするのは戒めなければなりません。

（8）性被害者の自責と被害の否定について

性被害者は断り切れなかった自分や逃げられなかった自分を責めている場合が多いことは、先にも述べました。さらに混乱や羞恥心や自尊心を維持するために、被害を否定する言動をすることもあります。伊藤詩織さんは、性暴力を受けた直後に加害者に対して仕事の打ち合わせのメールを送っています。加害者はこのメールを同意があった証拠であると裁判で主張しましたが否定され有罪となりました。ほかにも２０２０年の高裁金沢支部の控訴審判決では、性被害者が友人に送った「盛大にハメを外してしまった」のメールの評価を「自分を責める感情は性被害者には自然なもの」「重大な被害に遭った者の心情として十分納得できる」としました。精神科医の本田万知子氏は「被害者の心理をくみ取った判決」「中傷など二次被害に苦しみながら、勇気を持って訴えた被害者に敬意を表したい」と述べています。

このように、被害者の言動や、被害者と加害者との表面的な関係で性暴力被害を見落とすことがあってはならないことが、ご理解いただけると思います。

（9）〝警察に訴えれば良かったのに〟について

性暴力被害を訴えることの困難さは人によって様々ですが、「警察庁犯罪被害類型別調査」では性暴力被害当事者が警察に通報しなかった理由として「『警察に相談して良い被害かどうか分からなかった』という回答が見られます。（中略）海外の調査でも、性暴力被害にあっているにもかかわらず、『あなたは男性からレイプされたことがありますか』と尋ねると『いいえ』と答える女性が多いことが指摘されており（Koss, 1985）、性暴力が被害として認識されない要因についての研究もあります（Kahn, 2004：Bondurant, 2001：Haraned, 2005）。『エントラップメント型』の性暴力では、被害当事者が、自分が明確な拒否を示していないために性暴力であるという認識が生じにくくなることを示しました」と紹介しています。詳しくは『性暴力被害の実際――被害はどのように起き、どう回復するのか』をご購読ください。

一般社団法人Springが２０２０年10月14日に発表した調査報告によると、「『挿入を伴う被害』において、被害後すぐに『被害』だと認識できなかった件数は、回答１２７４件中８１０件（63・

6%）あった。『被害』だと認識できなかった場合に、被害の認識までにかかる年数は平均7・46年（標準偏差＝8・24）、最小は1年以内、最大は42年であった」と報告しています。詳しくは「性被害の実態調査アンケート　控訴時効についての報告」を検索して、ご覧になってください。

（10）男女非対称のバイアスについて

日本には、性的逸脱に対して男性よりも女性に厳しい風潮があります。医療従事者もその影響を受けていることは否定できません。特にエントラップメント型レイプの場合は奇襲型レイプと異なり、この傾向が顕著になると考えられます。

「英雄色を好む」「浮気は男の甲斐性」などの言い方で男性の性暴力を軽く見てしまう傾向や、男性役員の性的強要に対し「仕事ができる男性は性的にも活発」などと肯定的に捉えてしまう傾向がないか、また、被害女性に子どもがいれば、「母親のくせに、子どもがかわいそう」、加害男性に子どもがいれば「相手の家庭を壊した」などと被害女性が非難される傾向があります。医療従事者は、性被害女性患者の立場に立つために、日本社会の男女非対称バイアスの影響を冷静に自己分析する必要があります（2023年10月27日朝日新聞　清田隆之　参照）。

第3節　性暴力を根絶するために

性暴力を防ぎ被害者を救済するためには、様々な法規制が必要です。しかし、性暴力を根絶するためには正しい性教育が必要不可欠です。そしてそのためには、法律家の活動やフラワーデモなどの運動が不可欠です。それとともに重要なのは、医療従事者が最新の知識を身に着け、性暴力被害者にしっかりと寄り添う力を身に着け、医療現場から実態を社会に発信していくことです。

そのためには、まず医療従事者自身が医療機関内のジェンダー平等を徹底する努力や、医療機関内で起きているあらゆる性暴力を一つひとつ検証する努力が不可欠です。医療従事者自身が我慢し感覚を麻痺させてしまっては、性暴力被害者に寄り添いその複雑で分かり難い言動から性被害を把握することは困難だからです。権力者であることが多い性暴力加害者の主張を退け、物証も乏しく被害者自身が表現しきれない性被害に気づく医療従事者の視点がなければ、性暴力被害者を救済することはさらに難しくなります。

性暴力犯罪は再犯率の高い犯罪の一つです。

強制わいせつを含めた性犯による再犯率は16%、更に強盗強姦の再犯を含めると17%であり、その再犯状況は、かなり深刻である。

（中略）重大犯罪者のうち、出所後に再犯の犯行におよぶ者がどの程度の期間で再犯に至るかを、平成12年の重大事犯である出所受刑者で見ると出所から10年以内の累計再入所人員に占める6年以降の年に初めて再入所した者の比率は（中略）強姦26%で、出所者全体の14%と比べて相当高く、再犯リスクが長期間に渡って継続する傾向がうかがわれる。

再犯率は強姦および強盗で高く（中略）、強姦は類似再犯を含めると約16％の者が性犯の再犯に及んでいる。

と『犯罪白書』は分析しています。

齋藤章佳氏は、逮捕などが、性加害者を更生プログラムに向かわせるキッカケになる可能性が高いことを著書で指摘しており、単に量刑で性暴力が防止できるわけではないことが分かります。今回の齋藤前専務のケースのように、誰にも知られない、何ら実質的なペナルティーがない除名処分が、再犯を抑制する効果を持つとは考えられません。除名で縁切りとした党の対処は無責任です。

齋藤前専務はその言動から、自身の性的逸脱を自覚しつつも犯行を自制することができなかったと推測されます。こうした依存性を疑わせる性暴力加害者を、退職させ無管理・無監視状態にしても根本的な問題解決にはなりません。むしろ新たな性暴力被害者を生む可能性があり、精神科医でもある雪田理事長の責任放棄は幾重にも重いと言えます。

依存症の可能性がある常習的な性暴力加害者に対しては、社会的制裁や社会的監視を与えることによって、本人が更生プログラムに向き合うように動機づけする必要があるといわれています。医療従事者が性暴力被害者に寄り添うとともに、こうした性暴力加害者への働きかけを含めた社会的アプローチのための視点や力量を身に着けることが、性暴力を根絶するために必要です。

ここは精神科の領域でもあるため、医療現場にいる皆さんは、ぜひ良識ある精神科医の助言を求めて欲しいと思います。

性暴力被害の実態を調査研究するグループの代表である島根大学の河野美江教授は、2022年に実施した全国の医師を対象とした調査で、医師の専門科によって性暴力についての理解にばらつきがあることを指摘し「性被害者への医療的支援の課題を把握するとともに、医療機関の受診をきっかけに、性被害者が様々な支援につながるような仕組みも考えたい」と述べています。同グループの和田耕一郎島根大学教授は「医師の性暴力への理解は、調査結果よりも低い可能性がある。大学や学会で取り上げる機会を増やすとともに、様々な性被害者支援のマニュアルやガイドラインをつくることが急務だ」と述べています。詳しくは「DV・性暴力被害者の医療と連携した支援体制の構築のための研究」を検索してください。

社会から性暴力を根絶するためには、権力勾配が強いといわれる医療現場から点検をすることが必要です。無差別平等の医療と人権尊重をめざす医療生協・民医連がその先頭にたって医療現場のジェンダーバイアスや性暴力の実態の自己点検を開始することを心から呼びかけます。

本書が民医連・医療生協のなかで頑張る日本共産党員が誇りを持って、その仕事に着手する糧となることを心から願って筆を置きます。

おわりに

医療生協さいたまの齋藤前専務の職場内性暴力を告発してから間もなく丸5年が過ぎようとしています。その間に、元自衛官の五ノ井さんによる自衛隊のセクハラ告発やジャニー喜多川氏の性暴力問題が社会の関心を集めました。同時に映画やスポーツや芸術の世界、研究教育の場での性暴力の実態が明るみに出され、対策を急ぐ社会的な潮流ができあがりつつあります。

Ａさんが２０２０年12月21日に労働組合に自身の性被害を訴えたのは〝私のような思いを後輩にさせたくない。後輩女性が安心安全に働くことができる職場にしてほしい〟との願いからでした。

Ａさんはその願いを、

・職場内性暴力の再発防止策を徹底すること
・性暴力被害者を救済し、その名誉を回復すること
・そのために第三者による実態調査を実施すること

と整理していました。この３つの願いは未だ途に就いたとは言えない状態ですが、先験的である

と思います。

医療生協さいたまの齋藤前専務による職場内性暴力と、その組織的な隠蔽に日本共産党までが共謀するというこの事態は、社会正義の使命感で結束する運動体の内部で起きるハラスメントをいかに解決していくのかという新しい問題を提起しているように感じています。

医療生協さいたまと日本共産党が最後まで自浄能力を発揮できず、本著を出版せざるを得なくなったことは残念でなりません。本著がこの新しい問題を克服する一助になればさいわいです。

本著を出版するにあたり、勇気を持って自身の性暴力被害を通報したAさんへのリスペクトと、多くの助言を下さった弁護士の澤藤大河さん、なくす会立ち上げに多大な協力をいただいた平川道也さん、的確に状況を再現して下さったイラストレーターさん、出版に向けて背中を押して下さったあけび書房の岡林信一社長に心から感謝申し上げます。

最後に。病魔に侵されながらも、心無い非難に晒され人間関係の切り離しによる孤独感に苛まれる私に寄り添い続けて下さったTさんに完成したこの本をお見せできなかったことが残念でなりません。Tさんが愛した日本共産党が再生への論議を開始したことを墓前に報告できるまで闘い続けることを約束をして感謝の言葉とします。

追記　山添拓政策委員長への直訴と倉林明子副委員長への抗議

私が本書を書き下した後、本書で訴えいてる医療生協さいたまでの職場内性暴力の隠蔽問題や、各地での議員などへのパワハラの続出、党執行部に批判的なネット発信した党員への不当な除籍など、日本共産党の民主的改革を求めるスタンディングなどに参加するなか、あらたな展開がありましたので追記いたします。

まず、山添拓政策委員長と、次のとおりのやり取りをしました。

2024年12月21日　埼玉県飯能駅前演説会にて

平澤：平澤ですけど。

山添：ああ。

平澤：回答。回答を待っているんですけど。
山添：はい、ええと？
平澤：ジェンダー平等委員会副委員長（副責任者）だった時に、埼玉（民医連＝医療生協さいたま）のセクハラ問題について…。

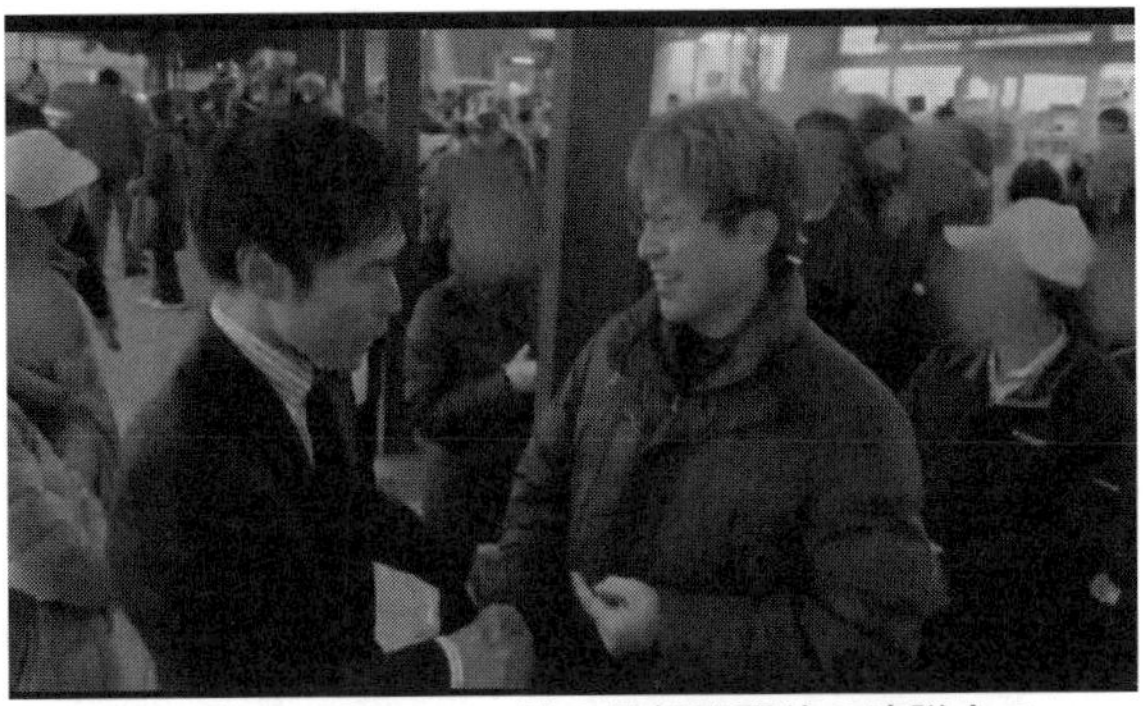
2024 年 12 月 21 日、埼玉県飯野駅前の演説会で
握手しながら山添拓氏（左）に質問への回答を求める著者

山添：ジェンダー平等委員会に送っていただいたんですね。わかりまた。じゃちょっとそれは確認いたします。
平澤：2年も前の話なんで（正確には2023年3月1日〜2023年8月8日）。
山添：そうですか。たぶんジェンダー平等委員会からお返事することになると思いますんで。それは委員会に送っていただいているんですね。
平澤：倉林さんと山添さんの事務所に、それぞれ3回くらいは（正確には6通）送っています。
山添：あ、そうですか。恐らく党として回答するということになると思います。
平澤：約束して下さいね。よろしくお願いします。
山添：どうもありがとうございました。
（YouTubeチャンネル「お玉のガラクタ箱」収録

https://www.youtube.com/watch?v=j5Kn9dryDKI)
しかし残念ながら、この追記を書いている2025年2月8現在、ジェンダー平等委員会はじめどの党機関からも回答がありません。
それゆえ、次は現在もジェンダー平等委員会責任者である倉林明子副委員長にお手紙を送りました。

2025年2月4日
参議院議員　日本共産党幹部会副委員長・ジェンダー平等委員会責任者　元民医連職員
倉林明子　様
不正除籍撤回協議申請中　平澤民紀

埼玉民医連における党員専務の職場内性暴力への対処について

前略、
1．意見提案に対する回答無視について
私は、後述の経過について民連出身のジェンダー平等委員会責任者たる倉林副委員長・参議院議員に以下の6通の手紙を出し、改善を求める意見提案を行いました。

・2023年3月1日　同5月22日　同6月6日　同8月1日　同8月8日（2通）
倉林さんからは一通の回答も無く、未だ受理通知すら受け取っていません。

2. 経過について
私は、埼玉民医連＝医療生協さいたまの齋藤前専務による職場内性暴力を、その被害者であるA氏と共に追及し再発防止のため、柴岡埼玉県委員長（中央委員）に公益通報しました。

柴岡氏は、A氏からの通報を受け齋藤氏を除名処分しました。しかし柴岡氏はA氏の情報を齋藤氏の上司である雪田理事長（党員）に漏洩する公益通報者保護違反を犯しました。

柴岡氏は雪田氏と複数回に渡り齋藤氏の処分について密議しました。そして党員専務による職場内性暴力と除名の事実を隠蔽し、職場党員にすら知らせない箝口令（別紙）を発し、A氏に対しては相談も被害の訴えも禁止じるセカンドレイプを行いました。

雪田氏は、この箝口令を利用し齋藤氏の性加害を理事会で否定し、退職金を支給し自己都合退職させました。さらにA氏を懲戒しようとさえしています。

柴岡氏は「女性にたいするあらゆるけいたいの暴力を撤廃する」綱領の立場を投げ捨て職場内性暴力の再発防止の任務を放棄し、保護義務を負う公益通報者A氏を見殺しにしました。

3. 四重の不誠実と参議院選挙について
私は、倉林さんに対し、参議院議員として・党副委員長・ジェンダー平等委員会責任者として・

民医連の元職員として、埼玉民医連内で起きた党員間性暴力を隠蔽し、公益通報者への不当圧力を黙認した四重の不誠実を指摘します。

私は今の段階では倉林さんを応援できないどころか、党公認の国会議員候補には相応しくないと考えています。

4．箝口令の撤回と職場内性暴力再発防止論議について
参議院議員・党副委員長・ジェンダー平等委員会責任者・元民医連職員の四つの立場を持つ倉林さんに対し、直ちに埼玉県内の党員に出されている箝口令を撤回させる様に要求します。

埼玉民医連内の党員が、党員専務が職場内性暴力によって除名されたという痛恨事について報告を受け、論議し、綱領実践の立場で職場内性暴力の再発防止の先頭に立つことができるように倉林さんの役職に相応しいイニシアチブを発揮して下さい。

5．回答について
「4．箝口令の撤回と職場内性暴力再発防止論議について」回答を求めます。

回答期限は2025年2月21日（金）17時必着とします。

この期日までに回答が無い場合、倉林さんは党規約を軽視し、党綱領とジェンダー平等の任務に背を向けたと解釈し、倉林さんが党の参議院議員候補には不適切である根拠とします。

過去6通の無視された手紙もその根拠とします。

6．連絡先について（省略）

電話は記録が残らないため禁止。不測の事態にはショートメールのみお受けします。

草々

回答期限の2月21日を過ぎても、なんらの連絡もありませんでしたので、私は3月1日に、日本共産党京都府委員会前にて、次の抗議文を読み上げましたので、最後にご紹介いたします。

参議院議員　日本共産党幹部会副委員長・ジェンダー平等委員会責任者

元民医連職員　倉林明子　様

埼玉民医連齋藤前専務による職場内性暴力問題への責任放棄に抗議します

日本共産党幹部会副委員長・ジェンダー平等委員会責任者であり元民医連職員でもある倉林参議院議員に、埼玉民医連の齋藤前専務による職場内性暴力問題の隠蔽に加担したこと、性被害者の救済と再発防止への責任を放棄した事、自らの性被害を通報した勇気ある公益通報者を見殺しにした事に抗議します。

貴方がジェンダー平等を掲げ、ハラスメントの根絶を党是とする日本共産党の参議院議員に相応しくない事を指摘します。

私は民医連出身のジェンダー平等委員会責任者たる倉林副委員長・参議院議員に、党規約に基づき2023年3月1日・5月22日・6月6日・8月1日・8月8日・2025年2月4日に計7通の手紙を出しました。

私はこれらの手紙で貴方に埼玉県内の党員に出されている箝口令を撤回するように要求しました。埼玉民医連内の党員が、党員専務の職場内性暴力による除名という痛恨事を共有し、綱領実践の立場で職場内性暴力の再発防止の先頭に立つことができるように、貴方が役職に相応しいイニシアチブを発揮する様に要求しました。

しかし貴方からは一通の回答も無く、受理通知すらありませんでした。私は貴方の党規約第五条（六）「中央委員会にいたるどの機関にたいしても、質問し、意見をのべ、回答をもとめることができる」違反を指摘します。

貴方は、私が埼玉民医連＝医療生協さいたまの齋藤前専務による職場内性暴力を、その被害者であるA氏と共に追及し再発防止のため、柴岡埼玉県委員長（中央委員）に公益通報した事をご存じでした。

・柴岡氏がA氏からの通報を受け齋藤氏を除名したこと。
・柴岡氏がA氏の情報を齋藤氏の上司である雪田理事長（党員）に漏洩する公益通報者保護違反を犯したこと。
・柴岡氏が雪田氏と齋藤氏の処分について密議し、その職場内性暴力と除名の事実を隠蔽し、職場党員にすら知らせない箝口令を発したこと。
・柴岡氏がA氏に対し、性被害の相談も訴えも禁じるセカンドレイプを行なったこと。
・雪田氏がこの箝口令を利用し齋藤氏を退職金付きで自己都合退職させたこと。
・雪田氏が公益通報者保護に反しA氏に報復の懲戒圧力をかけていること。
・柴岡氏が保護義務を負うべき公益通報者A氏を見殺しにしていること。
・柴岡氏が「女性にたいするあらゆるけいたいの暴力を撤廃する」綱領に反し職場内性暴力の再発防止の任務を放棄していること。

貴方はこれら全てを私からの手紙からご存じでした。

私は、参議院議員・党副委員長・ジェンダー平等委員会責任者・民医連の元職員という4つの立場を持つ貴方が党綱領と党規約に背を向け、埼玉民医連内で起きた党員専務の職場内性暴力の隠蔽に加担し、再発防止を放棄し、公益通報者を見殺しにした事に抗議します。
以上の理由から、貴方は日本共産党の参議院議員選挙公認候補に相応しくないことを認め、立候補を辞退することを求めます。

2025年3月1日　日本共産党京都府委員会前にて

平澤民紀

【登場人物・用語解説】

高橋代表監事：埼玉民医連県連事務局長時代からの日本共産党埼玉県委員。

増田会長：全日本民医連会長と医療生協さいたまの役員を兼務している。

Aさん：医療生協さいたまの女性職員。齋藤前専務からの性暴力被害を日本共産党と埼玉民医労に通報した人物。日本共産党員。

Bさん：齋藤前専務からの性被害を、大野元専務理事に訴えた人物。

Cさん：齋藤前専務の就活セクハラ被害者から直接証言を聞いた職員。

Dさん：医療生協さいたまの事業所の事務長。役員や医師による性暴力の目撃者。上に甘く下に厳しい処分の実態に疑問を感じている。

Eさん：埼玉県民主医療機関労働組合の執行委員。齋藤前専務の職場内性暴力を独自に調査した。著者とは水面下で連携関係にあった。全職員に対するハラスメント調査アンケートを実施し中間報告をまとめた。医学対担当経験者。

消費生活協同組合法：医療生協さいたまの開設根拠法。第2条2項で「組合は、これを特定の政党のために利用してはならない」と明記してある。

総（代）会・総代：生協の最高決定機関。総（代）会で理事長・専務理事をはじめとした理事・監事の選出や予算決算などを議決する。

組合員数が多くなり総会開催が現実的でなくなった生協は総会を総代会として開催することが認められている。総代会に参加し議決権を行使する組合員を総代と呼ぶ。総代は組合員の選挙によって選出されると定められている。

役員の責任：定款第23条「2　役員は、その任務を怠ったときは、組合に対し、これによって生じた損害を賠償する責任を負う。3　前項の任務を怠ってなされた行為が理事の決議に基づき行われたときは、その決議に賛成した理事は、その行為をしたものとみなす。4　第2項の責任は、総組合員の同意がなければ、免除することができない」

監事監査：監事監査規則第2条「監事は、組合員の負託を受けた独立の機関として理事の職務を監査することにより、持続的な発展を可能とする組合の健全な運営と社会的信頼を保持するよう努めなければならない。2　前項の責務を果たすため、監事は、理事会その他重要な会議への出席、理事および職員から受領した報告内容の検証、組合の業務及び財産の状況に関する調査等を行い、理事又は職員等に対する助言又は勧告等の意見表明、理事の行為の差し止めなど、必要な措置を適時に講じなければならない」「7　監事は、監事意見を形成するにあたり、よく事実を確かめ、合理的根拠を求め、その適正化に努めなければならない」

日本共産党規約：

第五条（六）「党のいかなる組織や個人にたいしても批判することができる。また、中央委員会にいたるどの機関に対しても、質問し、意見をのべ、回答をもとめることができる」

（八）「党の内部問題は、党内で解決する」

第十五条「党機関が決定をおこなうときは、党組織と党員の意見をよくきき、その経験を集約、研究する。出された意見や提起されている問題、党員からの訴えなどはすみやかに処理する。党員と党組織は、党の政策・方針について党内で討論し、意見を党機関に反映する」

第二十五条「中央委員会は、訴願委員を任命する。訴願委員会は、党機関の指導その他党活動にかかわる具体的措置にたいする党内外の人からの訴え、要望などすみやかな解決を促進する」

第二十六条（二）「除名その他の処分についての各級党機関の決定に対する党員の訴えを審査する」

第五十五条「（前略）処分を受けた党員は、その処分に不服であるならば、処分を決定した党組織に再審査を求め、また、上級機関に訴えることができる。被処分者が処分に不服な場合は、中央委員会および党大会に再審査を求めることができる」

全日本民主医療機関連合会：３４４法人、１７８２事業所を擁する連合会。法人の種別は問わず、医療生協の病院・診療所・介護事業所の多くが民医連に加入している。

全日本民医連の構成単位は都道府県単位の●●県民主医療機関連合会であり、埼玉県の場合は埼玉民医連となる。

埼玉民医連は医療生協さいたまの事業所のみで県連を構成し、一県連一法人と呼ばれる。

埼玉県民主医療機関労働組合：埼玉民医労。埼玉民医労は埼玉民医連が一県連一法人のため、医療生協さいたま＝埼玉民医連の単独の労働組合である。全員加盟のユニオンショップである。

埼玉医労連（埼玉県医療介護労働組合連合会　日赤・厚生連・民医連等）に加盟している。

日本医療福祉生活協同組合連合会：主に医療事業や介護事業を行う生活協同組合の連合会。法人数104・組合員数292万1000人。前身は日本生活協同組合連合会医療部会であり、2010年に日生協から独立し現在に至る。

医学対：医学生対策。医学生のスカウティング業務のこと。民医連の最重要課題の一つ。

埼玉県は埼玉医科大学が設立される1972年まで全国で唯一医学部のない県であったため、県民数比の医師数は全国最下位。埼玉民医連は最も医師不足に悩む県連である。

ヘルプライン：ハラスメント防止規程で定められた医療生協さいたま＝埼玉民医連の相談窓口の名称。ほとんど活用されていない実態が2021年の埼玉民医労アンケートで明らかになる。

役員・部長・常勤理事：意味は同じ。部長理事と常勤理事に専務理事と理事長を加えた職員集団を役員会と呼ぶ。2020～23年度の役員会は全員が日本共産党員で構成されていた。

性暴力：本書では、セクシャルハラスメント（セクハラ）は固有名詞、または引用以外は基本的には性暴力と表現する。強制性交から猥談まですべてを性暴力と表現する。

身内調査委員会：理事長の諮問委員会として設置された。顧問弁護士を委員長とした委員会。

構成員は理事。理事会がつけた名称は「事実調査委員会」。

有害閉鎖空間設定責任：学校でのいじめ問題を中心にその解決を困難にしている問題を指摘した概念。明治大学の内藤朝雄准教授が提唱。いじめ（ハラスメント）が密室で発生し、密室での処理は問題の解決を困難にすることを解明している。日本共産党規約第五条（八）「党の内部問題は、党内で解決する」の問題点を批判的に検討するうえで重要な概念。

【参考文献】

・日本共産党綱領　日本共産党中央委員会
・日本共産党規約　日本共産党中央委員会
・令和2年度調査　男女間における暴力に関する調査報告　内閣府男女共同参画局
・性暴力の被害経験に関する質的調査報告　齋藤梓　大竹裕子
・当事者の声から刑法改正を考える　大竹裕子
・男が痴漢になる理由　齋藤章佳
・なぜ私は凍りついたのか　花丘ちぐさ　ほか
・男尊女卑依存社会　齋藤章佳
・性暴力被害の実際　齋藤梓　大竹裕子
・なぜ「逃げられない」のか　NPO法人日本フェミニストカウンセリング学会
・ポリヴェーガル理論とは何か　花丘ちぐさ
・ポリヴェーガル理論入門――心身に変革を起こす安全と絆　花丘ちぐさ
・警視庁犯罪被害類型別調査　警視庁
・性被害の実態調査アンケート　控訴時効についての報告　一般社団法人Spring
・犯罪白書　法務省

・ＤＶ・性暴力被害者の医療と連携した支援体制の構築のための研究　河野美江

医療生協さいたまのセクハラをなくす会　ホームページ

http://www.cupolatown.net/wordpress/

日本共産党　セクハラを許さない医療生協さいたま組合員有志後援会　ホームページ

http://www.sekuharayurusanai55.com/cont5/14.html

日本共産党に戻りセクハラをなくすＹｏｕＴｕｂｅ

【意見・質問・要望の文書】

この資料は、なくす会のAさんと平川直也さんと私が、2020年から25年の間に、日本共産党の各級・各種委員会、医療生協さいたまの理事長・役員・身内調査委員長・監事・元職員、全日本民医連、全労連、新婦人などへ宛てた意見・質問・要望の手紙や会議で使用したレジュメなどです。

プライバシー保護のために約半数の手紙の掲載を割愛しました。

原文そのままの掲載を基本としていますが、プライバシーに配慮して削除や伏字とした箇所があります。また明確な誤字脱字は修正しました。逆に臨場感を共有していただくためにあえて誤字をそのままとした部分もあります。

情報が少ない段階で、事実確認を求める手紙も多々あります。事実が確認されていく経過をお読み取りいただくこともできます。

本文の参考資料としてお読みいただくことで、より理解を深めていただくことができます。一通一通は短く、臨場感のあるものです。ぜひすべてに目を通すようにお願いいたします。

なお、私は党を除籍されるにあたり、保有するすべての文書を公開し闘うことを表明し、秋間氏から了承を得ていることを付記します。

西村次長殿

2020年4月23日
咲田満三（平澤民紀仮名）

報告とご検討のお願い

報告1
この間の問題につき、党埼玉県南部地区委員長の須田氏と労組幹部3人が集まり、情報共有を行いました。

報告2
労組幹部が、役員会に第三の被害者A氏の問題の処理について問い合わせを行ったとのことです。その場で中島部長（ヘルプライン担当役員）の回答は以下の通り。
①ヘルプライン案件は全てが役員会に報告されるわけでは無い。当該役員への報告にとどまる事もある。
②今回のA氏の案件は役員会としてハラスメントとは認識していない。（実名）次長の処分も考えていない。
しかし（実名）次長とA氏の関係性に配慮し、A氏を本部より（削除）へ異動させた。
③役員会としては最善の努力をしている。

（実名）次長はヘルプライン申請に対する弁明で、ヘルプライン担当者Y氏に対して、事実を認め反省の弁を述べたことがA氏に報告されています。
これほどの（まだ詳細は西澤次長に報告しておりませんが）ハラスメントを、しかも加害者が事実を認め反省している事実があるにも関わらず、監督責任者である（実名）部長がハラスメントと認識していないために役員会としてハラスメントの認定はしない。（牛渡部長は保健婦Bを（実名）次長のハラスメントから守るための助言を行っているにも関わらず）

全くヘルプラインが機能していない実態が明らかになっています。またこれほどの被害がハラスメントと認定されないのであれば、さいたまにハラスメントは無い事になってしまいます。改めて役員会の問題隠ぺい体質と人権意識の希薄さが明らかになっています。

報告3と検討依頼

A氏は、弁護士の協力を得て（実名）次長の処分と再発防止の具体化を進める意向を固めつつあります。その場合、全日本民医連の顧問弁護士を紹介して頂くことが可能かご検討ください。

2020年8月に西沢次長へ送付した資料

◆◆次長のハラスメントの実態と■部長の監督責任

◆◆次長は、■部長の直属の部下であり、■部長配下となってからの◆◆次長のハラスメントは、顕在化したものだけで以下の3件を数えます。

第1の犠牲者　H氏（男性）

執拗な言葉の暴力に加え、頭を小突く暴行まで受ける。

H氏はヘルプラインに救済を求めるも、机の位置を離す処理で決着。

◆◆次長への処罰無し。

第2の犠牲者　S氏（女性）

執拗な尋問、言葉の暴力を受ける。

■部長に（実名）批判と救済を直訴したところ、一週後にS氏が異動となる。

簿記資格があり、経理課に所属していたS氏であるが病院の薬剤科に異動となる。S氏に異動を告知したのは◆◆次長。S氏は「大変な屈辱的」と言っています。
◆◆次長への処分無し。

第3の犠牲者　Aさん（女性）

　過重な業務命令に加えて言葉の暴力、Aさんの自家用車で出張の運転を命じる。Aさんが入院した際には病室まで押しかけ私的なLINE交換まで要求。自宅にまでついて来るなどセクハラ要素も。

　ヘルプラインに救済申請後、■部長に3か月放置される。年度末が迫り、■部長に報告を要求したところ1週後に他院所へ移動となる。■部長からは「移動先で資格を活かして稼いで欲しいとの言葉を投げつけられ傷ついた」「■部長から、事前に◆◆次長のハラスメント癖への注意があればこんなに長く苦しまなくてすんだ」（不眠・円形脱毛・動悸・血圧の乱高下・気分障害　皮膚科・精神科受診）と述べています。
◆◆次長への処分無し。

　20年度4月現在に至るまで◆◆次長への処分無し。

ヘルプラインの問題点　■部長と専務理事の関係

　ヘルプラインは、窓口担当が部長理事直下の次長で構成されており、第三者性・公開性は全く担保されていません。実質密室状態で、前記3例も■部長が理事会にも監事会にも報告せず握り潰していることが監事への聞き取りで明らかになっています。

　ヘルプライン申請の結果、懲戒の対象であると役員が判断した場合に、懲戒委員会が組織され、初めて労組が参加し、第三者性・公開性が確保される仕組みとなっています。

つまり、役員に責任が及ぶ重大なハラスメント事例は役員によって懲戒対処とされないことになります。そのため加害者は処分されず、再発防止策もとれない事態が生じています。これは前記の3例で明らかであり、労働組合も監事会も問題視し始めています。

■部長から命じられたS氏への異動命令申し渡しが、◆◆氏に■部長の庇護と被害者に対する「勝利体験」となり、Aさんへの第3の加害と繋がっていったことは明瞭です。

■部長の監督責任放棄の問題は明確であり、それが■部長が◆◆次長を懲戒対象としない理由となっています。そして、その背景には、「ヘルプラインなど機能しない」と性犯罪を繰り返す斎藤専務と、それを黙認する■部長の関係があります。役員集団にハラスメントを黙認握り潰しをする、一蓮托生の関係が生じています。

2020．8．26／平澤

高田会長（新婦人埼玉県本部）

「医療現場からセクハラをなくす会」（仮称）の立ち上げを急ぐわけ

1. 斎藤専務の定年退職逃げ切りを許さない、という被害者の願いがあるからです。
2. 腰が重い労働組合には共闘申し入れ（外圧）が必要だからです。
3. 医療生協だけを標的にした運動は作り難いからです。
4. 被害女性が声を上げやすい環境作りが求められているからです。
5. 協力者や担い手となる人たちの拠り所、足場を作りたいからです。

求めているのは、加害者に社会的制裁を加えることができるだけの法人内世論の高揚です。

党が本人に聴取・注意勧告してもなんら実効力がないことが判明しています。

労組・監事会・非常勤理事が立ち上がり役員会と対峙する以外に道はありません。生協法と役員会の権力の前には、外部からの介入はほぼ不可能です。

早急に、医療現場からセクハラをなくす会準備会もしくは設立検委員会?を立ち上げていただけませんか。数人でも結構です。今欲しいのは実績ではなく旗です。

会から、浦和・川口・医療生協内の新婦人会員に会設立予定を知らせ、参加を呼びかけていただけませんか。

労組に共闘を申し入れていただけませんか。

学習会+参加の呼びかけを計画できませんか。

準備会?検討委員会?が立ち上がれば早々に協力者の組織を始めます。協力者の目星はすでに立っています。

以上

2020年11月25日　平澤民紀

F様（社会活動家）

1．動機
若い頃に協同病院で目の当たりにしてきた医局長（当時）による女性看護師へのセクハラ。看護師の不快と絶望の表情が目に焼き付いて離れない。その時その看護師にとって、私は救いを求める対象ですらなかった。その時、確かに消極的な加担者としての自分が存在した。

その後は公私の酒席で、狼藉やお酌の強要等にはそれとなく割って入って被害者を助け、被害を防止してきたつもりだが、あの時の罪悪感から逃れられずに来た。

昨年より、フラワーデモで勇気を振り絞って発言する痛みを負った女性たちの姿を見聞きするようになり、今闘わなければ自分は本当にダメだと思った。
2．医療業界でのセクハラ
最近、学校関係の教員による性犯罪が暴かれるようになってきている。スポーツ界、芸術・芸能界でもタブーを破る発言や活動が活発になってきている。

しかし、医療業界の改善はもっとも遅れることになるであろうと思う。それは、医師を頂点にした強いヒエラルキー構造がある事、女性労働者が多い事、夜勤が常態である事、プライバシー保護のため死角や密室が多い事、患者や同僚が人質にされ逃げられない事、奨学金返済に縛られ逃げられない事、未組織無権利労働者が多い事…熟考するまでもなく、多くの原因が浮かんでくる。白衣の天使神話も影響しているかもしれない。

また、日本看護協会でも、全日本民医連ですら、医師によるセクハラについてはタブー視せざるを得ないのが実情である。日本医師会が率先して自己変革に取り組むとはおよそ考えられない。

医療生協さいたま・埼玉民医連は、上記に加え最上級事務幹部に地位関係性を悪用したセクハラの常習者が存在している特殊性があげられる。「民主団体」という職員の使命感・組織防衛意識を逆手に取っている様に感じている。

3．世論づくり、女性労働者のエンパワーメント、声を上げやすい環境づくり

新婦人埼玉県本部会長・埼労連（全労連女性部長）副議長と相談したが、「個人名がでる問題には外部からは関われない」「当該組織で対応すべき」とゼロ回答を得る結果となった。

労働組合は未だに男社会的風潮が根強く、さらに組織的弱体化が進み春闘秋闘のスケジュールをこなすのが精一杯の様に見受けられる。

労働組合は、世論や運動が高まれば後から「支援」「共闘」に加わってくる存在であると考えている。

4．Fさんへの期待・お願い

Fさんの社会的信頼度、発信力、多くの経験をお借りできることを願っています。

（1）アンケート実施主体づくり

「埼玉の医療現場からセクシャルハラスメントをなくす会（仮）」

なんらかの役職を　相談役？・顧問？

（2）アンケート実施上のあれこれ

・設問設定、統計技法

・最低必要回収数

・郵送先

（3）マスコミ対策
・記者会見を開くには？
・記者を呼び寄せるためには？
（4）力になって下さる方の紹介
（5）金策
（6）バッシングや妨害行為への対処

5．その他
（1）被害者からの個別相談には、Nさん（埼玉フラワーデモ）の力をかりる予定。
（2）医労連への申し入れを予定。
（3）水面下で全日本民医連とは連絡を取っている。
（4）Fさんに実務的負担をおかけする気は全くありません。
セクハラ、痴漢、いたずら、わいせつ行為という表現は不適切であると考えています。全てが性暴力・性犯罪と表現されるべきです。性暴力には程度など無く、不同意の身体接触、言葉かけ、視線、噂の流布など、全てが性暴力・性犯罪とされるべきです。
ただ、被害女性ご本人が受け止めきれない事態に鑑み、「セクハラ」を使用するほうが妥当なのであろうと思っています。

以上

埼玉フラワーデモN様

２０２０１２０２／平澤

1．「埼玉の医療現場からセクシャルハラスメントをなくす会」（仮称）の発起人？世話人？をお引き受けいただきたい事。
2．発起人？世話人？にお名前を連ねていただける女性弁護士をご紹介いただきたい事。
3．「会」の被害者個別相談の窓口をお引き受けいただきたい事。
4．証言者のメンタルケアやセカンドレイプからの保護について助言、具体的な援助をいただきたい事。
5．証言していただける方を複数にする事。
6．経過
（1）私自身の贖罪意識
（2）事実や証言者への思い
（3）加害者制裁への強い思い
（4）壁の厚さ
（5）Fさんとの連絡
（6）「会」の使命と構想
①目的・使命
i）被害者が声をあげやすい環境を作る事。
ii）被害者に声をあげて良いのだと知ってもらう事。励ます事。
iii）加害者への牽制
②手法
i）実態調査アンケート
ii）記者会見
iii）その他宣伝物

全日本民主医療機関連合会　西澤次長殿

新しい情報の共有です。

2021年1月14日（ペンネーム）平澤民紀

あけましておめでとうございます。本年もよろしくお願いいたします。
何度かお電話いたしましたがタイミングが合わず。お手紙いたします。
以下、新しい情報です。共有をお願いいたします。
①一連の問題は、中央委員会の知るところとなっています。
②埼玉県委員会がヒヤリング調査に動き出しています。ヒヤリングを受けた、予定を決めた、との話しも聞いています。
③元医学対部員からの話し。
・『「医学対で医学生を西川口に接待していた」と先輩医学対部員から聞いたことがある』との情報を得ました。
・「西川口」の示す意味はソープランドと断定できます。内村次長や埼出身者に聞けば理解できると思います。
・情報提供者は元医学対職員（60歳前）
・時期は80年代ではないかと。情報提供者が医学対に配属された時は（実名）先生（産婦人科・女性）が医学生委員長になってからで、そうした逸脱はなかったとの事。
・情報提供者が、（実名・故人）から医学対時代に聞いた話。当時の上司は（実名・故人）。県連事務局長は桜庭氏（故人）。
・この情報は、須田埼玉県南部地区委員長に報告してあります。中央委員会にも届いているものと思っています。
・一部推測の又聞きですので、精度には問題があるかも知れません。ただ、医学生が指名した女性職員にデートを命じる。あまりにセクハラのひどい医師が存在するなど、まったく荒唐無稽とは思えません。
④（実名）市議からの情報。
埼玉協同病院に親を入院させている娘さんから相談を受けたとの事。主治医に病状説明で呼び出され、相談室

で抱き着かれたとの事です。それ以上の情報は教えてもらえませんでしたが。

以上

2021年1月20日／台東地区委員　平澤民紀

埼玉県委員　南部地区委員長　須田幾世志　様

お疲れ様です。

川口に暮らしながら、兄貴のような須田さんにこのような形で連絡しなくてはならないのはもどかしい気がしてしまいます。

組織原則の大切さは十分に理解するものですが…。急がば回れとはこう言う事なのでしょうね。
1．A同志から、須田さんから聴取を依頼され日程を決めたと連絡をもらいました。少し不安を持っているように感じましたのでお伝えします。
「なんで私なのかな」「聞きやすい人から聞くだけなんてイヤだな」「聴くなら全党員、OBも含めて聴いて欲しい」「聞く以上は必ず結果を出して欲しいな」でした。
2．A同志には、過去に斎藤専務・岡本元常務が地区党に聴取された事を話しました。それだけに、彼らには反省も抑止効果もなかった事を知っています。そうした思いを述べたのだと思います。A同志は（須田さんに話すかどうか分かりませんが）この両人から被害を受けています。
3．性暴力被害者から被害経験を聴取するには、最大限の配慮が必要です。言葉使いや表情はもちろん、室内環境や女性を含め3人で行うべきだと思います。それ自体が大変な負担を強いていると考える必要があります。
また、被害者に真実を証言してもらうにはそれなりの信頼関係が必要です。それは、①プライバシー保護、②役員や医師ら権力を持った加害者の報復から保護する約束、③再発防止策徹底と加害者処罰までのロードマップの提示、④進捗の定時報告、であると思います。自分の経験を話す事が、再発防止や加害者の処罰に結び付くと信じる事ができた時に初めて痛みを押して事実を話してくれるのだと思います。

4．綱領実践（ジェンダー平等）の立場で、党員による性暴力被害者を生んでしまった事を痛恨の極みとして受け止め、再発防止の徹底と加害者の処罰をお願いします。党員幹部職員の階級的道義の逸脱によって汚され切った党の信頼回復をお願いします。

岡本元常務理事は逃げ切って円満定年退職しました。斎藤専務の定年退職逃げ切りも迫っています。総選挙の有無に関わらず党の姿勢と指導機関としての役割を果たして欲しいと願っています。

2021O210／台東地区委員　平澤民紀

各位（吉岡次長・秋間氏・岡田都組織担当を指す）

医療生協さいたまの幹部職員党員による性暴力問題について

1．党のスタンスについて

（1）ジェンダー問題？規律問題？

（2）党員が民主団体内で地位関係性を悪用して性暴力の被害者を生んだという痛恨事をどれだけ深刻に受け止めるか。

（3）前回聴取を総括し、実効ある対応を

①聴取自体を誰も知らなかったという事実。

②地区党の聴取が両名に対して、反省も抑止効果も与えられなかったという事実。

（4）政党は生協に介入はできない。（生協法2条2項）

①本人が離党すれば党としての追及はそこまで、という限界。

②職員の処罰は理事会の専決事項。理事会内党員がイニシアチブを発揮するしかない。

③労組、理事会、監事会内の党員が世論を形成するしかない。

（5）証言者のエンパワーメント

①泣き寝入りしている被害者の声を拾い上げる。

②ジェンダー平等のあるべき姿を普及する。
③証言者、公益通報者を守り切る。
（6）論点は、党内処分（最高は除名）か、社会的制裁へ党が関与するか

2．目的
（1）被害者救済と再発防止と加害者の処罰
（2）党の階級的道義の再建・地に落ちた信頼の回復
（3）（1）について
①問題解決のためには、性暴力に対する正しい理解を共有する必要がある。
②被害者の救済が、加害者処罰と一連である理解を共有する必要がある。
③再発防止は加害者の治療（認知の歪みの更生　治療のきっかけは処罰）
④処罰について
・訴訟は考えていない。刑事罰ではなく、社会的制裁。
・解雇、諭旨退職、退職金不支給など
⑤岡本ら定年逃げ切りの加害者へは、理事会へ民事訴訟を要求か（今後の検討）
（4）（2）について
①消極的加害（イネブレーション）の問題について
②党員役員同士のかばい合い隠ぺいと見られている。法人と党は区別されていない。
③OBも含め、血が出る程の自己批判と謝罪が必要（傍観・見殺し・見て見ぬふり）
④選挙の有無に関わらず。齋藤の定年まで4～28カ月。岡本の定年逃げ切りを許した。
⑤埼労連・新婦人埼玉県本部について
⑥埼玉総合法律事務所（医療生協さいたまの顧問弁護士事務所）との関係について

3．具体策と方針
（1）さいたまのハラスメント防止規定について…（※3）
（2）弁護士からの評価

①全く無意味。むしろ有害。
②改善闘争は労働組合運動である。
（3）理事会が規定改善に動かざるを得ないだけの世論をつくる。
（4）労組内党員、理事会内党員、監事会内党員にイニシアチブを発揮してもらう
（5）計画を
①学習会　②関係全党員聴取・アンケート　③労組・理事・監事グループ会議

4．おわりに
切り抜き（2月8日）
……未来社会の在り方の話し？自己変革は？
どこかきれいごと、他人事のような印象を受けます。
赤旗文化部「復活の日」問題でも感じた事です。

党員に尊厳を奪われ、それでも党の為に（党歴）年近く我慢して来た女性がフラワーデモに接し、改めて党を信頼して痛みを押して口を開いてくれました。後輩職員の為にと。この気持ちに何としても応えて欲しいと願います。
選挙優先や民医連への忖度で、女性の人権と党員幹部職員の性犯罪問題を後回しすることは絶対に避けて下さい。大変なセカンドレイプなります。党の信頼回復はできなくなります。

信頼して、待つために（吉岡次長への報告レジュメ）

2021年2月17日　平澤

1．党内の問題なのか、大衆組織内の問題なのか
（1）齋藤の定年退職まで4カ月。社会的に処罰できるのは生協の理事会のみ。

（2）定年後に一老人を除名して、どれだけの意味があるか。被害者は党員だけではない。
目的（①被害者救済、②再発防止、③加害者処罰、④党の信頼回復）に照らして
（3）党員が大衆組織内で起こした問題。党と大衆組織がそれぞれの立場で追及すべき問題ではないのか。
党が大衆闘争を規制する積極的な理由は何か？

2．認識論
（1）何を持って事実とするか。現象と事実と真実はそれぞれ意味が違う。
（2）調査の目的は？調査に党派性（ジェンダー平等＝綱領の立場）は確立されているか？
（3）情報について
①これだけの証言・情報（当事者・間接・風評）があるという実態への評価は？
②分からない事、知りえない事、風評（立証できない事）は「事実」とはカウントしないのか？
③証言が対立した場合どうするのか（知人間性暴力ではほとんどのケースで起きる）。
④OB、現役員らが保身の為に齋藤や岡本や医師を庇うことは容易に想像できる。
個人間の痴情問題に矮小化される危険
⇒匿名女性は大野専務（当時）に齋藤からの被害を訴えている。
（4）唯物論的認識論に対する内外からの批判
①マルクス主義考古学批判（ヤマタノオロチ・出雲大社巨大神殿・中日ドラゴンズ）
②大韓航空機爆破事件での赤旗のミス
③木を見て森を見ない。「客観的事実」の積み上げが問題の本質を明らかにするとは限らない。

3．党機関が知りえなかった潜在問題が顕在化した事に対して
（1）長年問題を放置し犠牲者を救えなかった、という機関としての痛みが伝わってこない。
（2）一党員の努力と、証言してくれた被害党員に対する思いが感じられない。

4．今後の対応について
（1）調査依頼を取り下げたら、党機関は調査をやめるのか？
（2）党籍が障害になるなら、離党して大衆闘争を支援する事を考えたいので検討を。

（3）機関に全権を委ね待つ方が、効率が良く目的達成が早いのであればその根拠を具体的に提示願いたい。
①調査計画（対象・スケジュール）
②「合意の上での行為」「女性も喜んでいた」等の認知の歪みへの対処
③関係者の保身・虚偽への対処
④大衆的包囲（理事会での処分）に結びつける方策
⑤担当部署での性暴力問題についての研修計画。担当者に女性を配置する計画。

2．性暴力問題に対する見識
（1）セカンドレイプ発言
・「実際の被害は生まれているのですか?」（齋藤による面接後の誘いに対して）

台東区地区委員会秋間地区委員長さま　東京都委員会組織部　岡田さま　中央委員会組織局　吉岡次長さま

20210406／台東区地区委員　平澤

1．再協議の日時が決まらず、貴重な時間が過ぎています。これは、加害者の「円満」定年退職を黙認し加害者に成功体験を積ませる事や、見て見ぬふりをしてきた役員の免罪に繋がる可能性があります。不作為ながら、再発防止と被害者の救済の妨げ、被害の再生産を黙認する消極的加害になりかねない事態、との認識を持っていただきたいと思います。

2．自己批判
（1）「わかりました」と返答したことは誤りでした。保留の意思を明確にすべきでした。
（2）以後、機関と話し合った内容をEさん、Aさん以外には口外しません。都道府県を超えた党員の接触が規約上問題であること、党員同士であっても大衆団体間における接触が規約で制限されていることは理解しております。
（3）「1人」という表現が不適切である事は理解しています。しかし、どのような表現が適切であるか今もって分かりません。ですから、ご記憶の通り「品の無い三文小説の様な表現で恐縮ですが・・」と前置きしました。

より正確には「婚外で、性行為を伴うもしくは性行為を要求する、職場を基本とした配下もしくは配下になる可能性のある女性に対する、被害者に合意と思い込ませる事もある、しかし、時間を経て被害であったと気づかれる、関係」。と表現すべきでした。

齋藤は全ての関係を「交際」と表現します。被害者も「受け入れた」と後悔し、自責から沈黙させられます。エントラップ型強制性交の特徴です。

Nの場合はこれとは異なると考えています。Nが他の被害者とはことは異なり、斎藤との関係を権威の取得と権力の行使に積極的に利用しているからです。

3.「信頼して待」つために必要と考えている事を述べます。

（1）ジェンダー平等の推進は、党規律違反の上位概念です。
①ジェンダー平等は綱領であり、党の最上位課題です。その無理解やそれに反した党員に対する処罰や指導はその下位に位置する問題であると考えます。
②協議にジェンダー平等委員会からのご出席を希望します。

（2）「調査を依頼」されたという認識の修正をお願いします。
①その立場は責任の所在が不明確であるからです。その認識では30年間この事態が発見・改善できなかった問題に正しく向かい合う事はできないと思います。
②たかだか40～50人？の党支部で、少なくとも8人の党員が女性に対して様々な性的暴行を行っています。半分が女性党員であるとすると、本部・協同病院支部の3割以上の男性党員が女性に性的暴行を加えていた事になります。しかも全員が管理者の職権・地位関係性を悪用した、という異様異常な状態です。
③問題が顕在化して調査が開始されたにも関らず、訴えた者の訴え方を問題視する姿勢は、被害者に不要な圧力を感じさせる危険があります。
④責任は、１００％加害者と、予防できなかったその支部の長とその上級にあるのであり、声をあげた者を責めてはならないと考えます。党にも社会通念上の善管注意義務は課されると考えます。

（3）セカンドレイプ発言への猛省と、女性担当者とジェンダー平等委員の直接的な関与を

①「それで、本当の被害あった人はいるのですか?」はあまりにも酷い見識です。全国の駅員室や交番で多発している痴漢被害者へのセカンドレイプに酷似しています。

②個人間の信頼を作る事と、組織局への信頼を回復するための具体的な対処をご提示ください。もし被害者に直接こんな言葉を使ったなら、党の信頼は回復不可能となり、調査に協力し、痛みを伴う真実を語ってくれる女性はいなくなってしまいます。

（4）党としての強制性交・強制わいせつ、職権乱用問題への対処方針を提示して下さい。

①a党内規律問題と、b理事会による再発防止策促進と、c個々の加害者にそれぞれの被害者へ償いをさせる問題、は全てに党員が絡み、深く関連しながらも個別に追及すべき問題です。aがbcに優先される性格ではありません。

②被害者には党外の方もいますし党外の協力者もいます。a～cともジェンダー平等を綱領に掲げる党の党員がイニシアチブを発揮すべき社会変革の闘いであり、党内問題に留めてはならない問題です。

③被害者の救済・回復のプロセスは、加害者の処罰・再発防止策づくりの闘い（bc）そのものであることをレクチャーいたしました。綱領実践（ジェンダー平等）そのものとご理解ください。

④平澤に対してbcの取り組みの制限を求めるのであれば、それに代わる党としての方針・行動計画をご提示ください。迫る定年退職が加害者の成功体験（次の加害）となる可能性がある事をお忘れなきよう改めてお願いいたします。

（5）AさんとEさんと平澤の関係について。

①平澤は3年間Aさんをケアし続けここまで来ました。彼女のケアラーが県外党員であるがために、規約で彼女がケアを制限されるのは妥当とは思えません。

②Eさんが労組幹部としてセクハラ問題への認識を深めたのは、平澤の働きかけの効果も少なく無いと自負しています。当初彼は性暴力問題に対して「実感がない」「この問題や対策に詳しくなりたくない」「早く担当者を決めて頼んでしまいたい」と消極的態度を明確にしていました。

③削除

④規約を綱領の上に置くのではなく、機械的に運用するのではなく、弱者・被害者に寄り添い、現実の社会関係と綱領実践に見合った運用が可能となる措置をお願いいたします。

以上

秋間台東地区委員長　殿　岡田東京都常任委員　殿　吉岡中央委員会組織局次長　殿

2021年5月10日　台東区地区委員　平澤民紀

信頼して待つために

以下の点で明瞭なお答えがいただけていないように思っています。伝言や文書では誤解が生じる懸念があります。直接の協議の時間がいただけないのであれば番号でお返事をお願いいたします。とても大切な事であり期限も限られています。早急のお返事をお願いいたします。

1．中央委員会は、今もこの問題の調査を「依頼された」調査と認識しているのか①②の番号で教えてください。

①依頼されて行う調査である。②中央委員会自らの問題として行う調査である。

2．中央委員会は、この問題をどの様にとらえているのか③④⑤の番号で教えてください。

③党内規律の問題である。④ジェンダー平等実現の取り組みである。⑤両方である。

3．中央委員会は、どこにゴールを設定しているのか⑥⑦⑧の番号で教えてください。

⑥斎藤氏の党内処分。⑦再発防止策のための党員のイニシアチブ発揮。⑧両方。

4．ご自身のセカンドレイプ発言（斎藤氏による就活セクハラへの「それで、本当に被害に逢った人はいるんですか？」）についての認識を⑨⑩の番号でお知らせ下さい。

⑨そのような意味では無く平澤の誤解である。⑩不適切な発言であった。

5．⑨であるならその真意をお知らせください。⑩であるなら、自己批判と自己変革の実践をお知らせ下さい。

ご参考まで（ご存じの事と思います）

医療生協の役員は歴代県直です（正確には知りませんが、皆そう思っています）。県委員長は歴代中央委員です。つまりこの問題状態を●年以上も放置したのは、中央委員の直属党員に対する管理義務違反です。これは明らかに中央委員会と県委員会の責任問題です。

（実名）医療生協の（実名）専務は除名処分を受けましたが来季も専務に居座る意向との事です。除名は本人にも生協にも殆ど影響を与えてはいません。これは全国の民医連内党員の多くが知る事実です。価値観・路線の相違と強制性交等の犯罪行為は同列ではありません。が、ここから科学の党・ジェンダー平等の党としてどのような教訓を引き出したのか、中央委員会が問われています。

以上

2021年5月27日　平澤

秋間地区委員長どの

お疲れ様です。平澤です。

再度Aさんから相談がありました。要約すると以下のような内容です。

・伝えた要望は無視しておいて要望を聞かせろと要求して来る事。

・大事な事こそ文書で残す事が大切というのが常識だと思うが口頭にこだわる事。

に不信感が強いようです。

そもそも

・県委員や県直属党員の性暴力を抑止できなかった県委員に安全を保障する、と口約束された事への恐怖感。

・家には家族がいるのでいつの時間でも話しできる内容ではないことに配慮できない神経への違和感。

がぬぐえないのだと思います。無理はないと思います。

明日に協議が予定されているのに、なぜ彼女にこのような負担を強いるのか理解に苦しみます。

彼女も平澤への相談が規約違反であることは承知した上での行為です。

秋間台東地区委員長　殿　岡田東京都委員　殿　吉岡中央委員会組織局次長　殿

2021年5月28日　台東地区委員　平澤民紀

お願いした、計画や進捗の報告はいただけませんでした。

その一方で最も避けるべき事態が進行していました。
・一人の被害者だけに過重な負担を要求し
・最も避けるべき、被害者の不安を煽り
・数年かけて育ててきた闘う気持ちを萎えさせ
・党員に規約違反を強いました
「党は職場のセクハラが全くわかっていない」

この間の一連の出来事の問題を象徴する彼女の言葉です。
・党に対する不信と不安
・平澤へのSOS
期限が迫っています。早急に
・彼女にこれ以上の負荷をかけず、
・彼女の安全と安心を担保して、
　斎藤の聴取を

斎藤の聴取前に、彼女一人の証言に依存するのではなく複数の証言・証拠を準備して下さい。直接被害者の証言を聞く必要はないはずです。必要なのは地位を利用した同時多発的な性暴力の事実です。（妻子ある身で、（実名）さんと「交際」しながら彼女に触手を伸ばし、同時に面接官の地位を利用し他の女性にも就活セクハラをしていた。医事課や総務課の職員にも。）

今電話で、Eさんに問い合わせれば良いだけの事です。

彼女を斎藤ら役員の不当労働行為から守れるのは労組（Eさん・党員）と事務長（Aさんの上司・党員）だけ

です。斎藤聴取の前に二人と彼女の保護策について意思統一して下さい。

上級が、証言を強要して規約を盾に逃げ道を塞ぎ不安を与えるのは、それ自体がパワハラと受け止められてもおかしくはありません。

2021年5月28日　平澤

秋間地区委員長

丸山さん（県ジェンダー平等責任者）には電話は困ると言ってもしつこく電話が来るそうです。家族の前で出来る会話ではないから、風呂の脱衣所に隠れて電話を受けているそうです。家族から不審がられていると…

被害者にこれ以上負荷をかけて一体何を考えているのか。とてもではありませんが「信頼して任せる」などというレベルの話ではありません。

なぜAさんの証言だけに頼りこだわるのでしょうか。Aさんが証言に耐えられなくなったら調査は中止なのでしょうか。期限が迫っています。他の被害者の直接間接の証言を集め調査を進めてください。

県委員や県委員会直属党員からのセクハラに長年近く苦しめられ続けてきた被害者に県委員が安全を口約束して信じられるはずが無いではありませんか。

Aさんを守れるのは県委員でも中央委員でもなく、労組役員とAさんの上司の事務長だけです。Aさんが求める安全とは、斎藤の不当労働行為を阻止する法人内の体制です。労組役員も事務長も党員です。話を通してください。

早急に再度協議の場を設定してください。吉岡次長だけでなく、坂井希さんの同席を強く希望します。
※メッセンジャーで秋間地区委員長からは誠実な回答あり

秋間地区委員長

2021年6月8日 平澤

おはようございます。今朝からのぼる事務所に詰めています。（実名）さん、（実名）さん、のぼるさんと相談しながら頑張ります。

コンセプトは「ママが赤ちゃん連れて顔を出してくれる事務所」です。総選挙に（実名）さんのご苦労を繋げます。

トヨタのパワハラ自殺のニュースはお耳に入っていると思います。

身内で起きた不祥事に対して、組織とトップを守ろうとするか、トップ自ら頭を下げるか。大きな違いがあると思います。世論は豊田社長を支持し、多くの党員もそれなりの好感を持つと思います。それが常識であり、世間一般の意識だと思います。階級闘争はそんな甘いものでは無い、と一蹴されるのは分かっていますが。

県と中央の被害女性に対するプライバシー侵害の事実は、彼女にお伝えし自衛を促します。

秋間さんにはいろいろ巻きこんでしまい、申し訳なく思っています。私への処分の巻き添えにならないようにして下さい。また、彼女に伝える事は止めないでください。秋間さんまでが組織的隠ぺいに加担したとは思いたく無いからです。

重ねて言いますが、彼女が思い出したくもない話しを、勇気を振り絞って証言したのは、党が自浄能力を発揮して再発防止に取り組んでくれると信じたからです。

恩をあだで返すような態度は、規約云々以前の人間性のような気がします。

2021年7月8日 平澤

秋間地区委員長どの

1．日本で最も多発している性暴力は電車内での「痴漢」と言われる性犯罪です。それに対して多く報告されている二次被害に以下のようなものがあります。

A．「触られたぐらいがなんだ」「減るものじゃない」と言った駅員・警官（男性）からの言葉で被害者（女性）

に二次被害を与え、泣き寝入りを強いる。
B. 警察の担当者が、調査と称して事件とは無関係な被害者のプライバシーを探る。
性体験の有無・交際交友相手（男性）の人数・飲み会の頻度・好みの男性タイプ・Etc
C. 警官・駅員・加害者（男性）で被害者（女性）を囲んで和解を迫る。
「若者の未来を潰して良いのか」「妻子を路頭に迷わせて良いのか」「会社で立派に働いている」・Etc
D. 調査と称して被害実態を根ほり葉ほり聞いた挙句、証拠不十分・容疑者不明などの理由で何もしない。
これらの頻発する二次被害が、女性の中に痴漢被害は「訴えても無駄」「訴えない方がマシ」との意識を広めていると言われています。それが加害者の常習性をさらに強め被害を増やしています。

2. 党機関の対応が、別の問題を起こしている。
（1）吉岡次長の就活セクハラ被害者に対する「それで本当に被害にあった人はいるんですか?」はAそのものです。繰り返しの問いかけに、未だご自分に向き合った回答がありません。
（2）先日は本件とは無関係な被害女性の個人情報を発言されました。これはBそのものです。党機関が問題と無関係な個人情報を（たとえ意図せず聞いた噂であったとしても）共有し「活用」したのは重大な人権問題です。
報告を聞いた時点で次長はその県委員を批判し情報破棄を指示し、即座に本人へ事実報告と謝罪を指示するべきでした。この誤りは（1）と無関係では無いと思います。私は被害者本人にもこの事実はお伝えし自衛を促しました。この私の行為を規約違反と批判するのであれば隠ぺいの組織犯罪の誹りを免れません。

私が威圧を感じた事実については、再発防止策に目処がつくまで保留します。
（3）なぜ党機関が聴取を同志一人の被害者に限定することに拘泥するのか理解ができません。斎藤に自己批判書を書かせ被害者と和解させるC（党内での穏便な処理）を想定しているのではないかという疑念が否定できません。
繰り返し、本件が内部規律問題かジェンダー平等実現の闘いか?ゴールは防止規定改善か?の質問に明確な回答がないこともこの疑念を強める要因になっています。これを明確に否定し、ゴールを明示してください。

（4）先日の総代会で斎藤は再任されました。退任していれば満額退職金を得ての逃げ切りとなっていました。にも関わらず、県委員会から聴取に協力した被害女性には何の音沙汰も無いとの事です。Dと言われても反論できない事態です。規約の以前の社会常識の欠如です。問題は加害（セカンドレイプ）の問題です。文字に出来ない等の一方の都合を押し付けてる場合では無いはずです。どうしても文字を避けるのであれば、伝言など誠意を尽く手段はあったはずです。

（5）何の根拠も無く不当労働行為阻止を口約束する恐怖。状況判断無く一方的に長電話をする非常識。必要最小限の連絡もしない無礼。重要な事は文字に残さないという非常識。これらが党の正しい姿とは思いたくありません。重要な事は文書にしない。ＳＮＳの使用規制を定めた党の規定をお示し下さい。

3．処罰＝再発防止をいかに実現するか

（1）党のスタンスを明確に

①党として、斎藤らの党内処分のみをゴールとするのではれば、その旨明確に意思表示して欲しい。

②であれば、ジェンダー平等実現、再発防止の闘いを抑制しないで欲しい。

③被害者をこれ以上傷つけるのはやめて欲しい。

（2）職権乱用を否定できないセクハラの事実を被害者から確認する。

①Ｅさんに依頼し、被害女性（複数）を紹介してもらう。

②県委員会のしかるべき責任者がＥさんと共に手土産を携えて被害女性を訪問し党員（斎藤）の不祥事を謝罪し、事実を聞かせていただく。

③被害者の名前は決して出さない事を約束する。党として斎藤を処分する事、経過と結果を報告する事を約束する。

④党員役員による不当労働行為を阻止する具体的方策を伝える。

（3）最低3名の証言（もしくは事実）を確認し、斎藤の聴取にあたる。必要な事実は以下。

・証言協力さえ得られれば、日時や職種、場所、行為などの詳細は必要ない。

・雇用主、面接官の立場を悪用し女性求職者に対して業務とは無関係な誘いをした事。
・労働能力の審査を要求した女性に対し面接とは無関係な誘いをかけた。（触ったか否か・誘いに成功したか否か、どのような言葉を発したか等はほとんど関係無い。）
…次長が自身の発言の非を認めない限りこの話は進まないのでは？

（4）斎藤の出方について
①離党して逃げる。
②日程が合わないと逃げる。
③県厚生局に、政党から不当な介入を受けていると通報する。
④個人の交際の範囲の問題であり、とやかく言われる話しではないと反論する。
⑤自己批判書を提出して個別被害者との和解工作に出る。
⑥自らの正当性を主張し、論争に出る。
年間数百億円の事業を運営し、百超の団体と駆け引きし、数千人の職員を統治する斎藤を論破できる交渉役は誰を想定しているのでしょうか。

（5）処罰とは何か、いかにして処罰するか
①党内処罰（除名・除籍・権利停止・他）は再発防止策とは直接関係がない。
②不当労働行為などの妨害を排除しないかぎり事実の掘り起こし・職場討議・理事会討議は始まらない。
③事実を告発し、処罰しない限り実効ある再発防止は不可能。再発防止とはハラスメント防止規定を改定充実させる事であり、理事・監事・労組役員にしか期待できない。

全国労働組合総連連合　女性部長　舟橋初江　殿

２０２１年10月

こんにちは、先日Eさんから紹介してもらった平澤です。

全労連女性部長に、ぜひ相談したい事があります。相談は、医療機関からセクハラ・性暴力をなくすための取り組みを具体化する為のお知恵の拝借です。

私は、23年間医療生協さいたまに努めておりました。その間にたくさんのセクハラ性暴力をこの目で見、被害女性から聞いて来ました。東京の医療生協に転職して感じるのは、さいたまでは役員の地位関係性を利用した性暴力があまりにも多い事です。ハラスメント相談機構も完全に役員に掌握されており東京に比べて機能不全は明らかです。また、(実名)病院のセクハラも酷いものがあると聞きます。

最近は、演劇界、バレエ界、スポーツ界からタブーを破って性暴力被害者が声をあげ始めています。学校での教員からの性暴力も公然と明らかにされるようになってきています。それに比べて医療界はまだまだ遅れていると思っています。実態把握と声を上げるための被害者のエンパワーメントが必要なのではないかと思っています。

私自身は、医師や役員のセクハラを見て見ぬふりをし、被害女性を見殺しにして来た事に対する贖罪意識があります。

ご相談の時間を下さい。お願いします。

平澤

2021年10月30日

(ペンネーム)平澤民紀

全日本民主医療機関連合会　事務局次長　西沢さま

(ペンネーム)こと、平澤です。匿名での情報提供にお付き合いいただきありがとうございました。

先日、医療生協さいたまの専務理事の斎藤民紀が専務理事の職を解かれる事が理事会と事務長会議に報告されました。女性職員に対する性暴力を指摘されての結果です。

詳細は把握できていませんが、急の情報提供です。独自に調査し真偽の確認をお願いします。

斎藤が、解任なのか辞任なのか分かりませんし、本当の理由の説明あったかは分かりませんが、10月31日をもって専務の職を解かれる事が雪田理事長から告げられたとの事です。職員や団体交渉の場では体調不良と説明されている様です。

斎藤は聴取を受けた直後から1か月以上職場を放棄し雲隠れしたままです。恐らくこのまま謝罪や反省を述べる事なくフェイドアウトするつもりでしょう。中島常務も体調不良の説明で出勤せず、揃って理事会と団体交渉を欠席しています。

今後の闘いは、懲戒委員会を開催し膿を出し切る論議をする事、その論議をハラスメント防止規程とヘルプラインの改善に結び着ける事です。見て見ぬフリを続けて来た役員集団に自浄能力の発揮は期待できないと思っています。

医療生協の模範とされ、会長選出法人でもある医療生協さいたまで、どんな事が、何故起きたのか、幹部による職員への性暴力が30年以上にわたり継続したのは何故か、調査は全日本民医連として避けては通れない問題であると勝手に想像しています。山梨倒産以来の黒歴史になると思いますが…

協力者と理論武装するために使っている書籍を贈呈します。性暴力問題を学び考える上で大変有効な書籍であると思っています。いずれも赤旗でも紹介されています。

潜伏活動の段階は過ぎたと思っています。しかし、この情報が平澤から提供されたと役員に伝えるのは今しばらくご配慮いただければと思います。平澤に繋がる公益通報者に危害が及ぶ危険があるからです。独自に調査をすればすぐわかる事です。お願いします。

必要であればお電話下さい。０９０—●●●●—●●●●

秋間地区委員長　殿　　岡田東京都常任委員　殿　　吉岡中央委員会組織局次長　殿

2021年11月9日　台東区委員　平澤民紀

1．この間も良心に基づいて活動してきましたが、党員として埼玉県内の党員への働きかけは一切していません（お相手がどう思ったかまでは責任が持てませんが…）。

ジェンダー平等を個人の信念として、S氏らの性暴力を見て見ぬフリをした元役員として、自責の念を込めて、党派に関係なく協力を求め、被害者の相談と励ましを行っています。

2．入口にたどり着いた段階とは言え、階級的社会的道義に反したS氏を辞職させた到達には一定の手ごたえを感じています。

しかし、ここに至る事となった告発に対しての評価が一切なく、告発の方法上の未熟さや限界のみを指摘されるあり様には不信感を持っています。

告発までの道のりは、被害者に被害を自覚してもらうという大変辛い作業に始まり、声をあげるために、諦めと自責を振り切り勇気を育てる粘り強い学習と励ましでした。証言を決意してもらうまでに2年以上の歳月を要しました。

同僚が同僚の被害に気付き支援するのと、県委員が県直党員の品格を監督し的確に指導（処分）するのとでは、後者の方が責任は重いと考えています。

多くの男性上司から被害を受けて来た女性を、上級男性である書記長が理由の問い合わせに明確に答える事なく呼び出そうとしている事。それがどれほど恐怖であるかの想像もできない様子には、性暴力についての理解や、被害者に寄り添う配慮が欠けている様に思えてなりません。

「信頼して任せて」は言葉ではなく行動で示すべきものです。指示や要請ではなく相手から得る努力をするものだと思います。信頼するか否かは、信頼を与える側の内面の問題だからです。

3．今、最も大切にすべきものは証言者の保護①です。労働組合や県党が組織的に対応しないままであれば、他の方法を用いて公益通報者保護を進めていきます。

4．今後は

②被害者を救済する事、そのために声なき声を拾い上げる事です。そこに党員か否かの区別は全くありません。

③事実を組織内で広く共有する事です。この組織とは30万生協組合員であり○千人職員を指します。これが泣き寝入りしている被害者を励ます事になるからです。

④懲戒委員会での総括に基づき再発防止策を徹底する事です。再発防止策とはハラスメント防止規程の改善・ヘルプラインの改善です。医療生協がS氏へ相応の損害賠償請求を行う事です。全日本民医連、医療福祉生協連の調査を受け全国的な教訓とする事です。

5．①〜④は、党員の自己批判とともに党員が医療生協内でイニシアチブを取るべき課題であると個人的には考えています。

埼玉県党がこれらの課題に主導的に関与しないのは県党の判断であり県委員以外が意見する立場にはありません。S氏をどう処分するか、それを医療生協内党員に報告するか否かも県党が判断する事です。県党と医療生協内の証言者保護・被害者救済と再発防止策徹底とは全く関係が無いと悟りました。

7．繰り返しになりますが、今最も重要なのは証言者の保護です。破れかぶれになったS氏の「仕返しの不安」を解消する保障を証言者に提示する事です。具体的には家庭破壊、家族を含めた職場への中傷流布、通勤途中の待ち伏せの阻止です。

県党は以下三つの誤りを犯してます。

Ａ：証言者に無断で証言をS氏聴取に使った事です。

Ｂ：証言者保護の具体体な準備がない段階でS氏聴取を行った事です。

Ｃ：理事長との面談で、S氏の辞表を受理しない立場を確認共有しなかった事です。

Ａは明確な約束違反です。「○○さんの名前は出していません（10月17日）」はあまりに不誠実です。Ｂは二重の口約束と言われても弁明はできないでしょう。Ｃは法人内に留めおけば不当労働行為禁止・公益通報者保護で法的に牽制抑制が効くにも関わらず退職を認め野放しにしてしまいました。

勇気を持って告発した証言者に不安を与える事態になっています。規約や党と大衆団体の関係を論議する事態ではない事を理解すべきです。

直ちにS氏に対し、弁護士から内容証明郵便で、証言者に対するあらゆる手法での接近、干渉、ハラスメントを行わない事、行った場合に法的な手段を取る旨を通知して下さい。他の方法を取るのであればお知らせ下さい。

8．お返事は、秋間地区委員長経由で平澤へお願いします。

全日本民主医療機関連合会　事務局次長　西沢さま

2021年11月10日　平澤　民紀

お疲れ様です。

また聞き情報です。多少の精度の問題はご容赦下さい。

先日、医療生協さいたまの事務長会議にて、雪田理事長が斎藤専務の退任退職の報告をした内容は以下の様であったとの事です。
・母親が亡くなり落ち込みが激しい。
・元より持病があり通院していた。
・こうした事情により専務を継続できなくなった。
上記は全て事実なのであろうと思います。

が、最も重要な職員への性暴力の罪を追求され、それ以降退職日まで職場を放棄したという事実が欠落しています。

これは隠ぺいと呼んで差支え無いと思います。

問題は、
・役員会が組織的に隠ぺいを決断したと考えられる事です。
・規定にそって懲戒委員会を開催する事も無く、自主退職を認めた事実です。
・ハラスメント防止規程とヘルプラインの見直しによる再発防止をも放棄した事実です。
全日本民医連が医療生協さいたまの一部役員の迷走を正し、調査と指導に取り組んで下さることを期待し注視します。

全日本民医連の宝とも言える増田先生、埼玉民医連再建の軸となるべき雪田先生、罪もない役職員がウソと隠ぺいを強要される事態から一刻も早く救済することを希望します。

全日本民医連　事務局長　岸本さま　事務局次長　西沢さま

２０２１年11月13日　平澤　民紀

斎藤の自己都合退職を容認したのは大きな過失であり、問題を複雑にしました。

私たちが望んでいるのは、被害者の救済と再発防止の徹底です。その為に斎藤を規程に則り懲戒委員会にかける事でした。それによってのみ被害者の救済と再発防止策（ハラスメント防止規程・ヘルプラインを実効あるものに改善）の徹底が実現できたからです。

そのためには一切の妥協も忖度もしません。

医療生協さいたまへの打撃や大多数の真面目な役職員に辛い思いをさせる事は最小限にしなければなりません。また、民医連の旗を守り、医療生協さいたまの再建のために、増田先生や雪田先生に深手を負わせるべきではないと思っています。

雪田先生は、某政党の書記長から斎藤聴取（事前か事後かは分かりませんが）について報告を受けているにも関わらず、斎藤の自己都合退職を認めました。理事会と事務長会議に自己都合を理由に退職したと報告しているのは前回紹介した通りです。

斎藤が既に退職した事実、懲戒せずに退職を認めた事実、この2点から、追求の対象は雪田理事長にならざるを得ません。

雪田理事長が、独断で斎藤の退職と退職理由の情報操作（隠ぺい）を決断したとは考え難いと思います。斎藤の犯行を見て見ぬフリをしてきた部長理事らが問題を大きくしたくないと判断した結果であると推測しています。

西沢さんへのお願いです。

監事会と連携し部長理事らと距離を取って問題を斎藤の性犯罪問題から雪田理事長による隠ぺい問題にまで広げてしまう前に軌道修正をする様に助言をして下さい。

繰り返しますが、現瞬間の追求の対象は雪田理事長であり、追求を緩める事はありません。隠し通すことは絶対に無理です。

以上

全日本民主医療機関連合会　事務局長　岸本さま　事務局次長　西沢さま　同　内村さま
2021年11月28日　医療生協さいたまのセクハラをなくす会　平澤　民紀

お疲れ様です。

先にもご報告しました様に、雪田理事長は斎藤前専務が女性職員への性的虐待問題で聴取され、それを機に退職を申し出た事を知りながら自己都合退職を容認してしまいました。「医療生協さいたまのセクハラをなくす会」顧問弁護士と相談したところ、すでに退職した者の懲戒は困難であろうとの判断でした。

被害者救済・再発防止を目的とする「なくす会」としては、前専務の犯行を懲戒委員会で総括する事がそのスタート地点であると考え、当面の目標を懲戒委員会の招集に置いてきました。しかし、それは不可能になったと判断しました。

「なくす会」は医療生協さいたまが被害者の救済と再発防止という組織の健全化に向き合うためには、前専務に代わって理事長に責任を問うていくしか方法が無いと断しています。

奇しくも次期総代会で専務理事の退職金規程の改定が議題になっています。背任行為・反社会行為によって退職した専務理事を退職金支給の対象にするのかが総代会で問われていく事になると思います。

繰り返しになりますが、民医連に不要なダメージを与える事なく被害者救済・再発防止に舵を切るために、早期に自己都合退職と虚偽報告の自己批判を行い、前専務の性犯罪に対する第三者調査委員会を設置する様に雪田理事長に助言して下さい。

全日本民医連の宝である増田会長、埼玉民医連の再建の軸となるべき雪田理事長にこれ以上キズつけるのは得策ではありませんし「なくす会」が望むところではありません。

雪田先生が主導して虚偽報告を行ったとは思えません（思いたくありません）。常勤理事の何者かと協議によりミスリードされたと考えるのが自然です。内村次長もご存じの様に斎藤前専務の女癖の悪さは管理者の中では公然の秘密でした。斎藤前専務の女性職員への性的虐待を黙認してきた一部の役員の思惑が絡んでいると想像するのは穿ち過ぎとは思えません。

事務長会議（構成は事務長・事務次長・他）での虚偽報告を、事務長のみを集めて修正したとの情報を得ています。が、「なくす会」としては正規の会議での修正は未だなされていない、隠ぺい的行為は改まっていないと捉えています。

昨年女性職員へのセクハラで退職した鳥海歯科医師も懲戒無く退職させています（調査不十分でのため不正確かもしれません）。一方、今年老健施設で盗撮を行った職員は懲戒解雇しています。医師や役員の性暴力には甘い組織体質があると指摘せざるを得ません。

「なくす会」は、医療生協さいたまが本当に組合員・職員の人権を尊重する組織に生まれ変わる事を望んでいます。そのために今からでも自浄能力を発揮するよう、全日本民医連が指導援助する事を期待しています。

「医療生協さいたまのセクハラをなくす会」のホームページです。ご参照下さい。

http://www.cupolatown.net/wordpress/

2021年12月3日

医療生協さいたま　新郷支部　組合員　平澤

（実名）組合員理事どの

新郷地域の（実名）総代を通じ、理事会運営についての報告をお願いします。

理事会としての論拠を、総代会議や総代通信などの正規の方法で書面回答をお願いします。

1．理事会はなぜ斎藤前専務の自己都合退職を認めたのか？

雪田理事長は、斎藤前専務が女性職員への性的虐待を認めた報告を受けその事実を知っていました。その上で自己都合退職を承認した理事会の論拠について報告をお願いします。

2．なぜ斎藤前専務を懲戒しなかったのか？

斎藤前専務は女性職員への性的虐待を認めた後、釈明の理事会・役員会を招集する事なく・名誉棄損で訴える事も無く退職日を迎えました。

この事実を持ってしても理事会が①斎藤前専務を懲戒の対象としなかった論拠、②辞表受理を保留し本人に事実確認を行わなかった論拠についてご報告をお願いします。

3．事務長会議報告と訂正報告について

雪田理事長は、事務長会議へ斎藤前専務の退職理由をご母堂様の死去、親族問題の発生、持病の悪化の3点と報告し、後日事務長会議の一部に対して訂正報告を行ったと伺っています。

事務長会議への報告と事務長会議の一部への修正報告の内容、および報告と修正の経過とその理由について、理事会の論拠のご報告をお願いします。

4．斎藤前専務への退職金支給について

理事会は斎藤前専務に最高額2800万円の退職金支給を決定しました。斎藤前専務を退職金支給対象とした理事会の論拠についてご報告をお願いします。

5．斎藤前専務による性的虐待実態について

斎藤前専務の犯行は長期間にわたり被害者も相当数に及びます。理事会は、退職者を含め全職員対象の実態調査をする責任があると考えます。理事会の見解のご報告をお願いします。

6．懲戒委員会の招集判断について

生協歯科の鳥海前所長も昨年女性職員へのセクハラで退職しています。しかし、斎藤前専務と同様に理事会は懲戒委員会を招集していません。一方、今年まで盗撮を行った職員は懲戒委員会で懲戒解雇を決定しています。理事会の懲戒委員会招集判断についてご報告をお願いいたします。

以上

医療生協さいたま生活協同組合　理事長　雪田慎二　殿

医療生協さいたまのセクハラをなくす会　代表　平川道也

２０２１年12月5日

コロナ禍、組合員の健康の為のご奮闘に心より敬意を表します。

当会の設立趣旨にご理解いただき、心より感謝申し上げます。当会は貴生協と協力し、職場内性暴力の根絶に尽力する決意でおります。

ご要望の「具体的な内容を当生協へご提示」の件については、証言者が特定されない範囲で、証言者のご希望とお約束を優先させていただいた上でご協力させていただきます。どうぞご理解をお願いいたします。

合わせて貴生協理事会のイニシアチブで全職員を対象に「職場内性暴力の実態調査」（仮称）のご検討をお願いいいたします。当会のつたない聞き取り情報よりも貴生協の言われる「当生協として調査を尽くし、適切に対処」していく事に相応しいかと存じます。

なお、第三者による調査委員会が設置され、被害者の方々のプライバシーと安全が完全に保障された段階で全面的に協力させていただきます。それまでは、当会が聴かせていただいた証言内容は、証言者の了解を得られた範囲で当会のホームページにてご報告させていただきます。泣き寝入りしているであろう多くの被害者の方々に証言を励ますことになると自負しておりますので貴生協にご活用いただければ幸いです。

貴生協による全職員に対する「職場内性暴力実態の調査」（仮称）実施、第三者調査委員会設置について、12月21日（火）までに書面にてお返事をお願いいいたします。

以上

全日本民主医療機関連合会　事務局長　岸本さま　事務局次長　西沢さま　同　内村さま

２０２１年12月8日

医療生協さいたまのセクハラをなくす会　平澤　民紀

お疲れ様です。
さいたま問題の状況のお知らせとお願いです。

役員会は未だ虚偽による懲戒無き自己都合退職を自己批判する姿勢を示していません。断られても、証言者Aさんへ「ただちに事実調査を行う必要がある」と面会を要求する姿勢を変えていません。

増田先生・雪田先生へ、一刻も早く虚偽と自己都合退職容認の誤りを認める様にご助言をお願いします。お二人へのダメージが増すばかりです。繰り返しますが、斎藤を退職させてしまった現在、この問題の追及対象は理事長の雪田先生にならざるを得ません。虚偽と懲戒無き・・・・の事実を隠し通す事は絶対に不可能です。

この誤りを正す姿勢を示さない限り役員会は斎藤セクハラ問題の調査改善に取り組む主体とはなり得ません。

証言者のAさんを追いかける姿勢は、今後の調査で証言者すべき被害者への圧力となる懸念があり、この問題を二者間問題（いわゆる不倫）に矮小化されるのではないか、とAさんは懸念をしています。

既に労組と党はAさんから責任を持って聞き取りをしています。それは斎藤が犯行を認め退職を決意するに十分な証拠能力を持っていた事は証明されています。Aさんの人権擁護の観点からも繰り返し証言要求をするのは避け、現在の情報で斎藤が懲戒に値するセクハラの加害者であったと判断すべきです。

斎藤の性犯罪の実態をさらに明らかにするためには、職権乱用としか解釈しようがない証言と、被害者の人数の把握がふさわしいはずです。役員会は既に氏名や所属が判明している就活セクハラ被害者（最低2名）へ聞き取りをこそ急ぐべきであると考えます。

虚偽によって斎藤を懲戒無き自己都合退職の承認を理事会に提案した役員会が、その誤りを認め自己批判しない限り、役員会は斎藤セクハラ問題に対応する資格はないと考えています。理事会はその機能を持ち得ないと考えます。

さらに、以下のような事実に向き合わず、Aさんとの面接が実態調査であるとする姿勢は不誠実かつ欺瞞に満ちたものと指摘せざるを得ません。Aさんも協力はしないと思います。

・斎藤の前任であるO元専務は斎藤の被害者から告発の手紙を受け取っています。O専務時代から役員は斎藤常務（当時）の問題を把握していたと考えるのが妥当です。

・私（平澤）は、86年の入職時より諸先輩から「斎藤の女癖の悪さ」を聞かされてきました。現役員だけが知らないはずはないと考えるのが妥当です。

・牛渡氏（当時熊谷生協病院総婦長兼務）は、役員室でN氏と斎藤の情事に出くわし、その話しを当時のO事務長に報告しています。私もそのO事務長から聞き知ってしまいます。私の他の人に話しており、役員だけが知らないと考えるのは不自然です。

・M役員は、斎藤の性的虐待に苦しめられていたAさんに対し、「魔性の女」と偏見と蔑視に満ちた言葉をぶつけています。

・役員会は、M役員と同様の認識で、斎藤とAさんが合意の関係だったとしたいのでは？被害者は斎藤の方だったとしたいのでは？それを懲戒しなかった論拠としたいのでは？と邪推せざるを得ない状況です。

こうした邪推を排除する責任は役員会に課せられ、自ら作ってしまったこの問題を整理しないかぎり問題は解決に向かいません。

役員会の自浄能力には期待していません。勝手ながら全日本民医連の指導力に期待しています。

2021年12月15日　平澤

秋間地区委員長どの

一部党員による党規約の悪用により、生協に対する背任行為が行われています。ジェンダー平等の綱領実践が妨げられています。

雪田理事長は、党員と理事長の立場を使い分けしています（柴岡報告で斎藤のセクハラ逃亡を認識しながら、懲戒せず自己都合退職を容認）。労働組合も知り得ている事実を活動に活かせない状況になっています。

これを許しているのは雪田理事長・Eさんと柴岡書記長との協議が党外秘と認識されているためです。平澤もこの問題を指摘する機会を持ち得ません。

雪田理事長は、斎藤から辞表を受理しその内容どおり理事会・事務長会議に退職理由を母親の死去・親族問題の発生・持病の悪化の3点のみで報告し、その正当性を未だ変えていません。

それどころかセクハラを告発で知り「びっくりした」（中島常務の事務長会議報告）として、調査委員会を発足させています。最重要事実を恣意的に伏せた理事長が招集する調査委員会が自浄能力を発揮できるはずがありません。

Aさんに柴岡氏に話した同じ内容の証言を「びっくりした」から調査委員会で証言せよとは不誠実どころか人権問題であり、証言内容も恣意的に解釈される危険があります。

中央委員会は県委員会に対し、斎藤セクハラ問題は公党が把握し追求した準公益団体への反社会的行為であり、党内問題だけではないため党外秘にする必要は無い。との見解を明らかにすべきです。

そうでなければ、社会進歩のために党の聴取に応じたAさんを完全に裏切る事になってしまいます。党が一部の不届き党員に利用され背任行為に間接的に加担させられた事になってしまいます。

秋間台東区地区委員長　殿　岡田東京都常任委員　殿　吉岡中央委員会組織局次長　殿

2021年12月20日　台東区地区委員　平澤民紀

党内処分と、生協内における再発防止の関係について

1．埼玉県委員会柴岡書記長による聴取をきっかけに、斎藤前専務（以後S氏）は生協を退職しました。

2．これに前後して、柴岡書記長は雪田理事長とEさんと、S氏らによる不当労働行為から証言者を保護する旨を申し合わせたとAさんから聞いています。

3．にも関わらず、雪田理事長はS氏を自己都合退職（母親の死去・親族問題・持病悪化）として理事会・事務長会議に報告しています。現在も上記3点がS氏の退職理由となっています。

これはS氏を懲戒委員会にかける以外に不可能であるS氏による職場内性暴力の全容究明を放棄した事を意味しています。（退職した被害者・病んでしまった被害者・患者組合員に被害者はいないのか、本人を聴取する以外には不可能）。

4．この事態に対し、中島常務は事務長会議でS氏のセクハラ問題について「（退職後に）告発を受けびっくりしている」と「自律的（第三者では無い）」調査委員会を設置するとしています。

この調査委員会がS氏の職場内性暴力の実態を明らかにしたとしても、理事長がS氏を懲戒しなかった理由・常務集団がS氏の職場内性暴力を放置してきた理由・このような人物が専務になれた理由、これらの核心部分の究明は不可能です。

5．S氏退職のキッカケが柴岡書記長による聴取である事は関係党員の間では認識されています。にも関わらず理事会内党員は党規約を盾にその事実を秘匿しています。

Aさんからの話しでは、Eさんは理事長がS氏の問題を把握した経過が党外に明らかに出来ない以上、理事会による恣意的な情報操作の問題も指摘できないと言っている様です。

しかし、来年6月の総代会でS氏への退職金支給（2800万円）が独立した決算議題になります。党規約の悪用が生協運営との間で明らかにされるのは時間の問題です。党が誤解を受けることを心配しています。

6．党員の処分は所属党組織に報告されるとの事ですが、S氏が県委員や県直党員である場合、報告は県委員会に限定されるのでしょうか？被害を受けた党員にも、職場の党組織にも報告されなければ自浄能力・再発防止の力にはなり得ないと思いますがいかがでしょうか？

また、県委員会から雪田理事長やEさんに対して、S氏の聴取と退職の経過を再発防止のための材料とするよう指導すべきと考えますがいかがでしょうか？

以上

2022年1月28日

医療生協さいたま生活協同組合　顧問弁護士（実名）

A

拝啓

連絡書を拝見しました。

事実調査委員会として私の被害事実の聞き取りの依頼についてですが、以下の様に考えております。

①問題は「私と元専務理事の間のいつどのような事実」ではなく、元専務が数多くの女性に対して職権を乱用してセクハラを行ってきたことのはずです。私への聴取がされなければ出発点にならないという立場を変え、被害者の申告を待つのではなく、数多くいる被害者に協力を呼びかけて下さい。元専務のセクハラは、被害者のみならず直接的間接的に見聞きしている多くの職員、元職員がいます。

②私の被害に関してはこれまでに、労働組合のEさん、日本共産党埼玉県委員会の柴岡氏に証言しています。再度同じ話しをすることは記憶をよみがえらせ精神的負担が大きく日常生活に支障が生じます。また、元専務が私への加害を同意があったかの様に言い逃れしたということですが、元専務の言い分を顧問弁護士が法人弁護のための証拠として採用するのではないかと不安を感じています。

③「組織体のコンプライアンスに関わり得る事案が生じた際に運営責任者がその責任において…」との記載があります。しかしその最高責任者である理事長が元専務のセクハラ嫌疑を上記柴岡氏から聞いていたにも関わらず、直接本人を聴取することなく自己都合退職を認めています。さらにN常務は事務長会議に「びっくりして調査委員会を設置した」とセクハラ嫌疑を知らなかったかのような態度をとりました。私は、理事長や常務理事をも調査の対象としえる独立性を持った調査が必要であると考え、第三者委員会の設置を要求したのです。

④事実調査委員会に労働組合の代表が選出されていないことに疑問を感じています。職員には証言協力の呼びかけはおろか事実調査委員会発足の報告すら知らされていません。事実調査委員会の真相究明姿勢への不信と、密室性を感じています。

⑤性暴力被害の証言自体が大変な負担であることをご理解ください。元専務からの性暴力被害を法人の顧問弁護士に証言することを躊躇するのは私だけではなく、ほとんどの被害女性の共通の心理です。被害女性が信頼する弁護士を通じて事実調査に協力しやすくなるよう、弁護士費用は法人が負担すること、その周知徹底をお願いいいたします。

⑥また性暴力被害者には、同じ証言を繰り返し求められること自体がセカンドレイプであり、証言封じとであると感じられます。労働組合が取得した被害情報は事実調査委員会が再聴取することなく証拠として採用されるように強くお願いいいたします。

以上が連絡書に対する答えです。多くの被害者が調査に協力し、事実が明らかにされるために、善処されることを願っております。

お返事を2月28日までにお願いいいたします。

敬具

2022年2月1日

医療生協さいたま生活協同組合　事実調査委員会　委員長（実名）殿

医療生協さいたま生活協同組合　新郷支部組合員　平澤　民紀

事実調査委員会へのお願い

斎藤前専務理事・代表理事（以後斎藤氏）の女性職員への性暴力問題（以後セクハラ）についての事実調査に心より敬意を表します。

以下、事実調査委員会へお願いをいたします。ご検討下さい。

記

1．鳥海泉治前生協歯科所長（以後鳥海氏）について以下は関係者の間では良く知られています。斎藤氏の自己都合退職と、貴事実調査委員会設置に関わる重要な情報です。事実調査をお願いいたします。

①鳥海氏が歯科衛生士へセクハラを行ったのは事実か。

②被害職員の親から訴えられ、雪田理事長が鳥海氏に注意をしたのは事実か。

③鳥海氏の退職に際し、理事長は懲戒委員会を招集せず、自己都合退職を容認したのは事実か。

2. 事実調査委員会報告等についてお願いいたします。

貴事実調査委員会が発足した事や委員会報告が、組合員はおろか、職員にも周知されていない事への不信の声を聴きます。誰しもが事実を調査する為には職員・元職員・組合員・患者への証言協力は欠かせないと考えるからです。

事実調査委員会の会議報告・調査計画、証言用紙等を希望者が閲覧できるようにご配慮下さい。プライバシーの保護は前提です。

3. お返事をお願いいたします。

調査結果、もしくは調査計画を2月15日（火）までにお知らせ下さい。

以上

2022年2月4日

医療生協さいたま生活協同組合　監事各位

医療生協さいたま生活協同組合　新郷支部組合員　平澤民紀（組合員番号・・・・）

医療生協さいたま生活協同組合監事会へのお願い

監事会は規程により「組合員の負託を受けた独立の機関として理事の職務の執行を監査」し、「組合の健全な運営と社会的信頼を確保」（監事監査規則2条）するため「理事に対して監査のために必要とする資料の提出を求め…関係者に報告を求め」（20条）「よく事実を確かめ」（2条）「理事の不正行為」（15条）を協議し「理事…

に対する助言又は勧告」を行う事が規定されています。
以下の監査を「公正普遍な態度」（2条）で執行していただくようお願いいたします。

記

1．下記の理事長の職務遂行状況について監査をお願いします。
（1）斎藤前専務理事・前代表理事（以後斎藤氏）の解任・退職を承認したのは2021年10月27日の理事会です。それ以前に雪田理事長が、斎藤氏にセクハラの嫌疑があることを知っていたのかについて、監査をお願いいたします。日本共産党埼玉県委員会柴岡書記長に対しても事実照会を行い「よく事実を確かめ」るようお願いします。
2．斎藤氏の自己都合退職承認の妥当性について、監査をお願いいたします。
斎藤氏のセクハラに対する事実調査委員会を設置する事態になっています。理事会が辞表受理を保留して斎藤氏本人にセクハラの有無を確認せず自己都合退職を承認した妥当性について監査をお願いいたします。
3．監査結果、もしくは監査計画について
2022年3月15日（火）までにお願いいたします。
なおこのお願い文書は、（実名）組合員理事・（実名）組合員理事・埼玉民医労、および医療生協さいたまのハラスメント外部相談窓口である全日本民主医療機関連合会・日本医療福祉連合会にもお送りいたします。

以上

2022年2月25日

A

日本共産党埼玉県委員会　書記長　柴岡佑真　様

斎藤氏の処分に関する意見・質問

党規約第(六)「中央委員会にいたるどの機関にたいしても、質問し、意見をのべ、回答をもとめることができる。」に基づき質問し回答をもとめます。

1．早急に斎藤氏の処分報告をもとめます。また報告の遅れ、しない理由があるならば当事者にはそれを説明すべきであると考えます。

県委員会の回答をもとめます①。

2．党規約第五十条で「党員にたいする処分は、その党員の所属する支部の党会議、総会の決定による」と定められています。

斎藤氏は県直と聞いています。斎藤氏の処分報告の対象は規約どおり県委員までとなるのでしょうか。被害者がおり、斎藤氏が犯行を重ねた医療生協の職場支部にはなされないのでしょうか。

県委員会の回答をもとめます②。

斎藤氏の処分が被害者を含めた職場の全同志に知らせないまま終了するとした場合、職場にはなんの反省材料も改善課題も与えられない事になります。それが党綱領（ジェンダー平等）実践のために定められた党規約の正しい解釈運用でしょうか。

県委員会の見解の回答をもとめます③。

3．県委員会は、雪田理事長らに対して斎藤聴取や不当労働行為抑止の申し合わせをした事実を党内秘とし、医療生協理事会や職場会議にも秘匿するように命じたのですか?またはそれが党員の当然の態度であり雪田理事長らは引き続きその姿勢（党内秘）を堅持すべきだと考えますか。

県委員会の認識を回答して下さい④。

4．もし県委員会が雪田理事長らにそう命じたのであれば、また県党が党規約は職業倫理や善管注意義務（民報第400条）を上回るとの解釈であれば、それは生協法2条2項「組合は、これを特定の政党のために利用してはならない」に抵触する可能性があると考えますか。

県委員会の見解をもとめます⑤。

5．回答は3月11日（金）までにお願いします。
期日までにお返事が無かった場合、法人の事実調査委員会の進捗との関係で、柴岡書記長が雪田理事長らに対して斎藤氏聴取の事実を伏せるように指示したものとします。私の証言が無かった事のように扱われ斎藤氏と理事会を利しています。

なお、お返事は文書にてお願いいたします。規約に回答は口頭に限るとの規定はありません。お返事は番号にそって簡潔にお願いします。

以上

2022年3月16日
医療生協さいたま生活協同組合　監事会各位
医療生協さいたま生活協同組合　新郷支部組合員　平澤民紀（組合員番号・・・・）

医療生協の健全な発展のために、理事会の牽制に日々励んでおられる事と存じます。

さて、2022年2月4日付でお送りいたしました「医療生協さいたま生活協同組合監事会へのお願い」に対するお返事が2022年3月15日の回答期日までにいただけませんでした。

組合員からの監査要求に対する貴監事会の対応に疑義を感じております。

貴監事会が、お返事をなさらなかった根拠を監事会規程・監事監査規程に沿ってご説明をお願いいたします。

お返事は、2022年3月23日（水）必着にてお願いいたします。

なお、この書面はヘルプライン外部窓口である、全日本民主医療機関連合・日本医療福祉生活協同組合連合会、および埼玉民主医療機関労働組合、（実名）組合員理事、（実名）組合員理事の皆さまにもお送りいたします。

また、別の監事監査要求書も同封いたします。監査をお願いいたします。

以上

秋間地区委員長　　　　　　2022年3月19日　平澤

おはようございます。先日はありがとうございました。

長くて疲れてしまって当日はスルーしましたが、お伝えしておきます。

松井さんにもお伝えください。吉岡氏に伝えていただいても良いですが、無駄だと思います。

プライバシー詮索に関して。

吉岡氏は弁明に最初「男女の仲としてですか？」と私に確認しました。ディベートの条件を設定しようとしたのだと思います、そう言う意味では無い、私の誤解だと。

しかし、途中から記憶に無い、資料も無い、と切り替えました。流石にまずかったと思ったのだと思います。卑怯だと思いました。

私はAさんには、党からプライバシーを探られているから注意する様に伝えました。ルール違反ですが、ルール違反に対する基本的人権としての自衛です。

もう一つは、本論が終わった後のお喋りです。

私はAさんの困難な人生と、その困難の大きな要因が党の機関メンバーであった物語をお話ししました。党を信頼して任せろと言う助言がそう簡単では無い事を理解して欲しかったからです。

それに対して、吉岡氏は笑いながら「平澤さんのストーリー作りにはもう慣れました」と応じました。酷く無力感を持ちました。この人とAさんのプライバシーや辛さを共有した事を後悔しました。心底人の痛みや中央幹部としての自責感はない人なのだと思いました。

以上です。長々とすみません。
※メッセンジャーで秋間地区委員長からは誠実な回答あり

日本共産党埼玉県委員会　書記長　柴岡佑真様

２０２２年４月８日

Ａ

3月9日付返書を受理いたしました。

（削除）

回答には個人名の記載がありませんでした。一般社会では考えられない事ですが、回答主体が県委員会であり責任者が県委員長であることからこの返書は埼玉県委員会の議決文書であると理解しました。これまでの経過がありますので、窓口は引き続き柴岡書記長とさせていただきます。

また、党員の質問に対する回答をしないのは規約違反ではないのですか？回答を求めます。

私とのコミュニケーションは、回答を含め時期・方法を党が判断するとされました。医療生協さいたまでは斎藤氏の件について（法人顧問）弁護士を委員長にした「事実調査委員会」が活動を始めており、党の判断や都合とは全く関係なく事態が進展している事をお知らせしておきます。

また、私は大切な事こそ書面でやり取りし記録を残すという一般常識のもとで行動することもお知らせしておきます。

医療生協さいたま法人内支部には、私たちがまだ知らない泣き寝入りしている被害者同志がいる可能性や、（事業所名）に実在する斎藤氏の被害者（非党員）などに対しては県委員会が関与しないと理解しました。

斎藤氏の党内処分について党外に口外することは無い事を約束します。ただし、斎藤氏からのセクハラ被害について、私は国民の権利として弁護士への相談を行います。医療生協の職員・組合員の権利と義務として理事会・監事会・事実調査委員会に事実を報告し、被害者の救済と再発防止に努めます。医療生協さいたまの自浄能力に限界を感じた場合には関東信越厚生局・埼玉県消費生活課に通報することを検討します。

雪田理事長が柴岡書記長から斎藤氏のセクハラに関わる情報を得ていた事実は、理事会・監事会・事実調査委員会・関東信越厚生局・埼玉県消費生活課に公益情報として提供します。雪田氏の理事長として生協に対する善管注意義務違反の可能性があるからです。

「お返事は番号にそって簡潔に」とお願いしましたが、ご理解いただけませんでした。返書から以下の通り理解いたしましたのでご確認下さい。
①まだ決定されていない。被害者・証言協力者（私）にも遅れの理由や予定などは知らせない。
②規約に沿って対処する。
③医療生協さいたまのセクハラ再発防止は別組織の問題である。法人内党員に対して党員専務を職場セクハラにより処分したという処分理由の報告はしない。
④別組織の問題でありそのような事実は無い。雪田理事長が柴岡書記長から得た情報を理事会に報告しなかった事に党は関知していないし、今後もしない。雪田氏の医療生協に対する不利益行動、善管注意義務違反の疑いも党としては批判も指導もしない。
⑤問題があったとしても別組織の問題であり、党は関知しない。
もし、①～⑤の解釈に齟齬があれば4月22日（金）必着の書面にてお知らせ下さい。お知らせは番号に沿って簡潔にお願いします。
なお、お返事が無い場合は①～⑤について双方で合意したものと見なします。また、番号のない文章に対してはお返事とは認識しない事をお伝えしておきます。ご確認をお願いします。

以上

2022年5月23日／平澤

（秋間氏・松井氏・吉岡氏）

斎藤氏問題と綱領（ジェンダー平等）実践について

1．経過

（1）Aさんの証言に基づき、柴岡書記長が斉藤氏を聴取（9月下旬？）。雪田理事長・Eさんとも申し合わせ（遅くとも10月11日以前）。

（2）柴岡聴取後、斉藤氏は職場を放棄し隠遁（9月～10月）、そのまま一度も出勤することなく退職（10月31日）。
（3）雪田理事長は斉藤氏に事実確認をすることなく辞表を受理。理事会（10月27日）で辞表を承認。
（4）Aさんの第三者調査要求に対して、理事長の諮問委員会として「事実調査委員会」が発足。「組織の責任において自律的に調査を行う体制を講じ」る旨を返信。（12月15日）。体制は顧問弁護士を委員長にした内部調査となる。事実調査委員会発足について職員組合員への報告は無し（もしくは不徹底）。
（5）Aさんより事実調査委員会へ斉藤氏からのセクハラ被害についての陳述著を事実調査委員会に提出。（3月22日）。
（6）理事長よりAさんへ「貴殿の意思に反して性的関係を結び…と断定する根拠は、ないものと言わざるを得ないとの結論に至りました」「貴殿以外に対するセクシャルハラスメント…も、その事実があったと認定することは困難であるとの結果が確認されました。」の通知が送付された（5月6日）。
（7）総代会に向けた地域別総代会議にて常務理事が、役員のセクハラは無かったと報告を開始している。個人名は出されていないとの事。

2．印象
（1）理事会は総代会をまでに印象操作により、斉藤氏のセクハラが無かったとの既成事実化を急いでいる。
（2）Aさんに対する疑義承認の手続きを省略し報告を開始した状況に、理事会の自信の無さと焦りを感じる。
（3）総代会議題で斉藤氏の退職金支給額（満額2800万円）の議決があるためと推測する。
（4）理事長への監査要求に対して、理事長と監事会が連名で監査請求者に抗議。監事会機能・理事会へのけん制機能が喪失している実態を自ら露呈示している。（4月30日）

3．問題
（1）理事会は「根拠（物証？）がない・認定は困難」との調査結果を、指揮命令系統をフル活用して「役員のセクハラは無かった」との印象操作により既成事実化を推し進めている。
（2）対して、再発防止と被害者救済を求めるAさんと平澤・および斉藤氏を除名し綱領実践を進める立場の党は、規約により現場の同志で情報共有ができず理事会の不正義・不誠実に有効な対応ができない状態になっている。

4. お願い・提案

（1）理事会の認識の既成事実化を許さず、綱領実践により再発防止の力とするために、斉藤氏の除名を以下の全ての医療生協さいたま職場党支部に報告する事。

○東部地区委員会：かすかべ生協診療所

○西部地区委員会：所沢診療所・埼玉西協同病院・大井協同診療所・あさか虹の歯科

○南部地区委員会：浦和民主診療所・川口診療所・さいわい診療所・おおみや生協診療所・本部支部・協同病院医局支部・協同病院看護支部・協同病院事務支部・生協歯科

○北部地区委員会：秩父生協病院・行田協立診療所・熊谷生協病院

○介護事業所（14市・26事業所）は除きました。

（2）理事会の権力に抗すための被害者・労働組合をエンパワーメントするための学習会を開催する。そのために、（実名）同志（新婦人川口支部長）・E同志（埼玉民医労書記長）と平澤の連絡を許可して欲しい。この2名の動機づけのために斉藤氏の除名処分を伝えて欲しい。

（3）今後理事会に抗して綱領実現の闘いを進めるために、全日本民医連グループ・日本医療福祉生協連支部・新婦人埼玉県本部グループに斉藤氏除名の事実を報告し、平澤に貼られたレッテルの除去をお願いしたい。

（4）職員や理事の県委員や、組合員活動に関わっている県委員（土建や新婦人や民商の役員など）は、党と理事会の相反する判断に悩まされる事になる。綱領の元にこの矛盾を収束する必要がある。医療生協内党員が、理事会派と県委員会派に分裂する危険がある。

5. 終わりに

職場で斉藤氏にセクハラは無かったとの理事会報告を受けた時に、規約のため同志にすら斉藤氏除名の事実を知らせる事が許されないAさんや、泣き寝入りしている被害者の心情を想像して欲しい。

重ねて、綱領実践の力になり被害者に寄り添う、実効性と温かみのある規約運用をお願いしたい。

2022年5月26日

A

医療生協さいたま生活協同組合理事長　雪田慎二　様

事実調査委員会委員長　実名　様

5月6日付け通知をいただきました。

報告内容に関し、以下の質問に対し返信をお願いいします。

1．調査内容（3）に書かれている調査対象者24名の氏名、聴取内容、「客観的資料」の内容について回答をお願いいします。特に、私の陳述書に記載された個人に対する聴取の有無と内容について回答をお願いいします。

2．4に書かれている陳述書に記載した事項について「存在を否定する可能性のある事実」とはどのような調査を行い、判断をしたのか、その根拠について回答をお願いします。

3．直接証拠を示すことができないからこそ、セクハラ被害の事実認定は困難であることはご承知のはずです。陳述書には私が知りうる事実を述べましたが、私以外にも多くの事実を知りうる、または被害を受けた職員（退職者も含め）が存在します。生協に働く職員を守る立場からさらに調査を行う意思は皆無でしょうか。

4．地域別総代会にて、調査報告がされていると認識しています。いただいた通知には、証言者である私に対して異議の有無の確認や承認を求める記述はありませんでした。にもかかわらず、地域別総代会議に一方的な報告をしたのは、大変無礼であり事実調査委員会と報告書に対する信頼性を揺るがすものであると感じています。ご見解をお願いします。

また、通知には、事実調査の結果「断定する根拠は、ない」「認定することは困難」と明記されています。調査しきれていない事実を認めながら、調査を継続せず結論とした事。さらには、「セクハラはなかった」かのような誤解・印象を招く様な報告の仕方はすべきではないと思います。直ちに報告の修正もしくは撤回を要求します。

また、このような隠蔽の立場にたった報告を2022年6月25日の総代会にて行う事の無いようにお願いします。

5．回答を2022年6月10日（金）までにお願いいいたします。

以上

2022年6月26日
平澤民紀

医療生協さいたま生活協同組合　監事各位

監査請求（再）

日々の理事会への監査・牽制に心より敬意を表します。

監事会は規程により「組合員の負託を受けた独立の機関として理事の職務の執行を監査」し、「組合の健全な運営と社会的信頼を確保」（監事監査規則2条）するため「理事に対して監査のために必要とする資料の提出を求め…関係者に報告を求め」（20条）「よく事実を確かめ」（2条）「理事の不正行為」（15条）を協議し「理事…に対する助言又は勧告」を行う事が規定されています。

以下の監査を「公正普遍な態度」（2条）で執行していただくようお願いいたします。

記

下記の雪田理事長（以下理事長）の職務遂行状況について監査をお願いします。
（1）斎藤前専務理事・前代表理事（以後斎藤氏）の解任・退職を承認したのは2021年10月27日の理事会です。それ以前に雪田理事長（以下理事長）が、斎藤氏がセクハラの「嫌疑持たれている事」を知っていたのかについて、監査をお願いいたします。
（2）理事長が、斉藤氏に直接事実確認をする事なく、自己都合退職を承認した妥当性について、監査をお願いいたします。また、斉藤氏の潔白を確信していたならば、事実調査委員会設置との整合性について監査をお願いいたします。
（３）理事長の懲戒委員会招集判断の恣意性について監査をお願いいたします。
２０２０年には介護老人保健施設みぬまで発生した盗撮事件で、理事会は懲戒委員会を招集し、当該職員を懲戒解雇としています。しかし、その前年、生協歯科診療所の所長だった鳥海氏が新入歯科衛生士にセクハラを行い、被害者の親から抗議される事件が起きています。（その歯科衛生士はメンタルを病み退職するという重大な被害を受けています。）にも関わらず、この事件で理事長は鳥海氏に対して懲戒委員会を招集することなく口頭注意とし（E氏から）、鳥海氏の自己都合退職を容認しています。
（４）貴監事会と当会との懇談会をご提案いたします。
（５）この往復の書簡をホームページにて公開する事をご承認下さい。
お返事は、７月11日までにお願いいたします。

２０２２年６月28日　平澤

秋間地区委員長

県委員会からAさんに手紙が届きました。
遅れの詫びも無く、（実名）支部長同席についても全く触れず、まるで無条件でAさんが会ってもよいと言ったかの様な内容です。
Aさんから、県委員会への返事をもらったので転送します。
「丸井様
柴岡様にお伝えください。
柴岡様
お手紙受け取りました。

私がお会いするには、（実名）さん（職場女性支部長）との同席を条件におねがいします。その確認が取れましたら日程調整したいとおもいます。

なお、7月中旬より、事情あり、…。その前によろしくおねがいします。場所は職場に…。

よろしくおねがいします。」
※メッセンジャーで秋間地区委員長からは誠実な回答あり

秋間地区委員長

2022年7月5日
平澤

Aさんから、伝言を託されました。県委員会に伝えて欲しいとの意だと思います。

お願いします。


秋間様　埼玉県委員会より以下LINEが届きました。秋間さんに県委員会へのお返事を託します。

「ご連絡いただきありがとうございます。同席については認めます。

日程ですが、参院選終了後の13日から15日の間で行いたいと思います。場所については重要な中身ですので、職場よりも埼玉県委員会でお願いしたいと考えています。よろしくお願いします。」


命令的な文面に恐怖を感じています。私は（実名）支部長（女性・事務長）の同席を認めていただく立場とは思っていません。また、県委員ばかりの、逃げ道すら分からない建物の会議室（密室）に入ることなど不可能です。私が報告を望んでいるわけではありません。職場にて（実名）支部長同席という条件が無ければ、報告を聞いて欲しいというご依頼はお断りさせていただきます。

ご指定の13～15日は…で厳しい状況です。

…。（実名）支部長は職場が都合が合わせやすいのではないかと思います。

なお、（実名）支部長が法人役員から拒否する様指示される可能性がありますので、県委員会より内密に招集されますようお願いします。

また、…、その面からも県委員会は避けたいと思います。


今日も遅くまでお疲れ様でした。

以下は私の意見です。相談はまだです。
①Aさんは、県委員会は医療生協役員の乱暴狼藉を見て見ぬフリをしてきたと思っています。また、役員と県委員会はグルだと疑っています。
　これも今後検証すべき問題であると思います。そんなはずは無い、の主観や願望でAさんを孤立させるべきではないと思います。
②Aさんに、県委員会と直でやり取りせよという提案は、県外党員の私はもう関われないと突き放すに等しい事です。彼女の孤立どころかセカンドレイプに近い様に思い、躊躇しています。
③県委員会がここまで譲歩したのは、秋間さんのお力で、中央監視下で交渉を進める事ができたからだと思います。
④結論は「職場で（実名）支部長＝事務長同席」の確認までこれまで通りご苦労をお願いしたい、です。これが最後のはずです。
いかがでしょうか。

お疲れの所申し訳ありません。
※メッセンジャーで秋間地区委員長からは誠実な回答あり

秋間地区委員長　　　　2022年8月11日　平澤

夜分にすみません。

選挙が終わって1カ月が経ちました。その後、埼玉県委員や吉岡さんはいかがでしょうか？

時間がかかるのはやむをえないかも知れません。

しかし、当事者を放ったらかしにして返事すらしないのは、世間的には通用しない非常識だと思います。

6中総の「中央の姿勢―苦労し困っている問題を、ともに解決する姿勢を貫く」は看板倒れなのでしょうか。
※メッセンジャーで秋間地区委員長からは誠実な回答あり

2022年8月24日　平澤

秋間地区委員長

こんばんは。

理事会がAさんに圧力をかけてきました。

彼女の防衛は証言した時の約束です。

Aさん・（実名）支部長（事務長）と県党との協議を9月6日までに設定する必要があります。

急いでください。お願いします。
※メッセンジャーで秋間地区委員長からは誠実な回答あり

2022年9月19日　台東地区委員　平澤

吉岡中央委員会組織局次長　殿

1．人が人を「信頼して待てる」のは常識を共有しているからです。いかなる事情があろうとも、お返事をなさらないのは大変な非常識であると思います。

もし意思や条件が無いのであれば、待たせた相手に対して少しでも早くお詫びと共にそれを伝えるのが常識です。待たせた時間の長さだけ信頼は失われます。一般社会であれば既に取り返しのつかない事態となっていることをご理解下さい。また意思はあるが日時を決めかねていらっしゃるのであれば期限を定めるのが常識です。やむを得ない場合、相手方の承認を得て期限の再設定をお願いするのが常識だと思います。

2．綱領の立場で党に告発をされたAさんに、党が結論（齊藤氏の除名の期日、除名の根拠）を報告するのは極めて常識的な事だと思います。

柴岡書記長はAさんや労組の意向を確認することなく齊藤氏を聴取しました。その独断専行とも言える行為が齊藤氏の逃亡を許し、斎藤氏の大衆的包囲を不可能としました。理事長はこれを悪用し、齊藤氏のセクハラを隠蔽し、さらには柴岡氏との申し合わせを反故にして、理事長自らAさんを処分するための呼び出しをかけています。Aさんの人権が侵害される緊急事態となっています。

大衆的包囲が不可能となった今、Aさんがご自身を守るためには、それに代わる齊藤氏除名の事実がどうしても必要です。社会が党内手続きとは全く無関係に動いている事実をご理解いただき、一両日中に中央委員会が県委員会に代わって、齊藤氏処分の結論をAさんへ報告するようにお願いします。

また、綱領の立場で党と民主団体の健全な発展のために尽力したAさんが、誤りの医療生協さいたま防衛のために党員によって処分にされる事態は中央委員会の責任で阻止して下さい。そのためには斎藤氏の除名処分を医療生協関係党員に発表する以外にはありません。

3．日本共産党草加市議の大里氏が、元党員の斉藤雄二市議を名誉棄損で草加警察へ告訴した事をホームページに公開しています。これは党内問題を党外に持ち出す行為、それも警察権力に党内論争を提供する行為以外の何物でもありません。

大里氏の公認を取り消さないということは、中央委員会が、名誉回復のためであれば党内論議をネットや、外部に開示する行為を処分の対象とはしないという事を示しています。党が公認した公人である大里氏に対して、党が一般党員以上に厳しく規約を適用していると考えるのもまた社会的常識的です。

4．今後Aさんは、弁護士の助言を受け、支援団体に協力を求め、隠ぺいに利用されながらも自粛して来た情報活用を行い、ご自身の防衛と名誉回復のために闘われることと思います。

2022年9月29日　台東区地区委員　平澤民紀

吉岡組織局次長　殿

前略
19日にお手紙を地区委員長に託しました。20日にはお手元に届いていたと思います。休日を除き、一週間お返事をお待ちしました。しかし、大変残念なことに、何のお返事もいただくことはありませんでした。

この一連の対応から、私の綱領と規約の解釈には指摘される問題点は無いものと受け止めました。

私は、日本共産党員として、綱領実現の立場で同志と共に闘います。

また、埼玉県委員会に翻弄され、中央委員会からの助言も無く悲しんでいる被害者の人権を守るために、一市民として弁護士の協力を得て行動します。

草々

2022年10月17日

秋間地区委員長　様

前略
Aと申します。大変お世話になっております。
先日、埼玉県委員会より別紙の通知が届きました。怒りを通り越して呆れる思いです。このお手紙と埼玉県委員会からの通知を秋間さんに託します。中央委員会へお届けくださいますようお願いいたします。
私は、２０２１年1月に柴岡書記長へ斉藤氏からのセクハラ被害を証言しました。それは医療生協さいたまで働く後輩に、私の様な被害に遭わせないためでした。黙っていた被害を証言するには大変な勇気が必要でした。その時、柴岡書記長は私に、セクハラの根絶と自己改革のための調査を約束しました。労組のEさんからは、柴岡書記長は証言者（私）への不当労働行為を阻止することを申し合わせてくれた、と聞いていました。

この通知を読んで、よほど、除名の事実を私以外に知らせたくないのだな。それは、知られると困る理由が存在するからなのだな、と感じました。県委員会と医療生協さいたまと、力を合わせて隠し通さねばならない事情があるのを感じました。

県委員会と組織（役員）との固い団結を感じます。私には、除名したんだから、いいでしょう、もう黙っていなさい、と読み取れますが、これは斉藤氏の多くのセクハラを不問にし、私との関係だけで処理する行為であり認めるわけにはいきません。また、平澤さんにも中央委員会にも言ってはなりません、としか読み取れない書き方には、隠ぺいに加担するように圧力をかけられたと感じています。

今や、セクハラが発覚すれば大企業の社長も辞職させられ、自衛隊までもがセクハラを潔く認め謝罪する世の中になっています。

まず事実を認め、社会に謝罪するところからしか、問題解決は始まりません。しかし、共産党と医療生協は違います。これは党員や組合員への裏切りです。支持者への裏切りです。私には、どこまでも隠蔽し続けようとする両者の未来が想像できません。そこに長く身を置いてきた私には裏切られた感情しかありません。組織を守り、私の人権は守られなかったこの気持ちがどこへ向かうか、もっと大変な事態にならないか、中央委員会はよく考えていただきたいと思います。

私は、私の信じる正義と私自身の自衛のために、弁護士に知りえる情報をすべてお話しします。このことはすでに平澤さんを通じてお聞きになっていると思います。

私は日本共産党が期待するような、誇りある党員にはなれませんでした。

草々

2022年10月17日

日本共産党中央委員会　組織局次長　吉岡　殿

台東地区委員　平澤民紀

前略

埼玉県委員会より、Aさんに別紙のような通知が届きました。以下、吉岡次長に確認をお願いいたします。（規約5条六）

①通知には文責者の記名がありません。県委員会の議決と捉えるのが一般常識ですが、この認識でよろしいでしょうか？

②県員会の議決は、9月19日に私が送付した次長への回答、もしくは中央委員会が県委員会を指導した内容と認識してよろしいでしょうか？

・「環境は実現できませんでした」は中央委員会の承認事項と認識してよろしいでしょうか？

・除名の事実を医療生協内党員にも伏せるべき、と読み取れます。これは中央委員会の判断と認識してよろしいでしょうか？　それともこれから報告するという意味でしょうか？　後者であるならば期限・計画をお示し下さい。

・ジェンダー平等へ党員がイニシアチブを発揮するためには、医療生協内党組織の自己批判・相互批判のための事実の共有（職場内党員の誤り〜直接的加害と黙認）が必要であると中央委員会は考えないと認識してよろしいでしょうか？

・県委員会の指導責任、道義的責任について全く触れられていません。中央委員会は、県委員会にこれらの責任は無いと考えていると認識してよろしいでしょうか？

③柴岡氏は、2021年1月28日にAさんから告発を受けた際に、証言者への不利益行為を許さないと約束しました。この文書はそれに全く触れていません。柴岡氏が約束を反故にした事も中央委員会は承認したと認識してよろしいでしょうか？

Aさんの要望には返事すらせず、県委員会の都合だけは通知してくる態度は社会では非常識と言われる行為です。約束を反故にされ危険にさらされている性暴力被害者に「気軽にお声をかけください」と言い放つ感覚は全く理解できません。言葉は以前より婉曲ですが内容は、黙っていろ・県委員以外には言うな・邪魔をするな、としか読み取れません。勇気ある証言に対する感謝も責任感も微塵も感じられません。

事態を悪化させているにも関わらず問題解決に「解決に逆行しかねない」とは失礼にも程があります。斎藤氏の問題が、性犯罪であり社会問題である事を理解しない内向性に危機感を覚えます。

すでにAさんは自衛のために弁護士と相談を始めています。これについても党からは何ら音沙汰が無かったことを申し添え、お返事をお待つ事とします。

2022年10月30日
A

丸井様（県ジェンダー平等責任者）

先日いただいた通知に、話し合いについて書かれていましたので連絡します。

（削除）

私が伺いたいのは、21年1月28日の柴岡書記長と丸井さんへの私の証言が、どのように活かされたのかを、当事者として確認したいと言う事です。

具体的には、

①いつ雪田理事長と、どのようなお話しをされたのか

②いつ、誰が、どの様な内容で斎藤氏を聴取したのか、

③いつ、どの様な理由で斎藤氏は除名となったのか

④除名処分が、党員の再発防止活動にどの様に活かさているのか

またその時柴岡書記長は私に、⑤私の保護、⑥セクハラの根絶、⑦自己改革の為の調査、を約束されました。その約束がどうなっているかについても伺います。

この7点は、柴岡書記長には証言者である私への報告義務があり、私には聞く権利があります。この7点につ

いてご報告いただけるのであれば、冒頭の日時に、こちらからお電話します。

なお、大変失礼ながら、家族が戻りましたらお話しが途中でも切らせていただきます事を、予めご了承下さい。

2022年11月9日
A

丸井様（県ジェンダー平等責任者）

前略
（削除）

そちらの都合ばかり押し付けるのではなく、私の状況もご理解下さい。

私は党を信じて公益通報を行いましたが、事実を認めない理事会から人権侵害をされており、お返事からはその危機認識が感じられません。

２０２１年１月28日に証言をした時に柴岡書記長がされた私を守る約束はどうなったのか、早急にお知らせ下さい。また、あらためて電話でのやりとりしか無理ですので、お願いします。

草々

2022年11月17日
台東地区委員　平澤民紀

日本共産党中央委員会　組織局次長　吉岡　様

党規約第五条（六）に沿って、意見・質問いたします。

２０２２年11月15日の赤旗は、小池書記局長による田村副委員長へのパワハラ問題を大きく取り上げ、志位委員長が自らの責任とともに処分を報告しました。

これは大変残念な出来事でしたが、中央委員会の対処は適切であったと思います。

この小池書記局長処分と、〝医療生協さいたまの斉藤前専務によるセクハラと除名処分を医療生協内党員に報告しない〟と言う扱いと〝セクハラも除名も認めず隠ぺいを図る役員党員グループに対する指導〟とがあまりにもかけ離れています。

小池書記局長の「再び繰り返さないためには、深刻な反省と自己改革が必要だ」「ハラスメント根絶を目指す党の一員として自己改革に努める」は単なる個人の意志表明ではありません。志位委員長の発表通り、中央委員会の「突っ込んだ自己批判、相互批判」を経ての自己批判です。

党内論議を党員に与えない斉藤氏除名処分の扱いは、今回の中央委員会の小池書記局長処分に沿って修正すべきです。小池書記局長の言葉通り「ハラスメント根絶を目指す党」の視点で、突っ込んだ自己批判・相互批判を医療生協内党員で行うために、必須である斉藤元専務の除名処分を医療生協内党員に報告するよう提案します。

柴岡書記長が2021年1月28日にAさんに約束した「自己改革のための調査を行う」を急ぐように要求します。

四国ブロック比例代表候補の白川容子さん（中央委員）が、小池書記局長のパワハラ問題についてフェイスブックに投稿をしています。この投稿に対し、党員と思われる多くの方がコメントを寄せています。SNSによる投稿と意見表明は、党規約五条（八）に抵触しない、処分の対象とはならない、との認識でよいか質問します。回答をお願いいたします。

回答は2022年11月30日までにお願いいたします。

回答する意志が無い場合は、規約上の党員の権利との関係を添えてその旨ご連絡下さい。また、回答期限の延長については常識の範囲で申し受けます。

以上

2022年11月26日

丸井様（県ジェンダー平等責任者）

前略

申し上げました通り、（削除）ご理解いただけなければ、この先お話を伺うことはできないということになります。そちらの要件はＬＩＮＥと封書で送りつけてくるにも関わらず、こちらの状況や相談は一切受け付けないのは理不尽です。私を党員としてではなく、まず被害に遭った当事者、党に救済を求めた国民として受け止めて下さい。

繰り返します。

２０２１年1月28日に、柴岡書記長が日本共産党として当事者に約束した、公益通報者を保護する約束をどう実行するのか、大至急お電話か文書でお知らせ下さい。

理事会は弁護士を立て、私の人権侵害を進めています。私も代理人弁護士を立て対応しています。

草々

Ａ

2022年11月26日

秋間地区委員長　様

Ａ

前略、お世話になっております。

党を信じて証言した私が、党員である役員から人権侵害を受けています。

埼玉県委員会は同じ言葉を繰り返すばかりで進展が無く、その一方で理事会はセクハラ隠ぺいの既成事実化を着実に進めています。私の証言は何だったのか本当にむなしくなります。

犯罪に党員同士かなど全く関係はないと思います。斉藤氏の被害者には党員でない女性も多くいます。県委員会がなぜ被害者に規約を持ち出すのか理解ができません。秋間地区委員長のお力添えが無ければ、このようなやり取りすら無いまま泣き寝入りを続けていたと思います。本当に感謝しております。

まだお会いしたことも無い秋間さんに、この様なお手数をおかけして心苦しい限りですが、中央委員会経由で埼玉県委員会にお届けをお願いいたします。

草々

2022年12月2日

台東地区委員　平澤民紀

日本共産党中央委員会　吉岡組織局次長　殿

2022年11月17日付けの貴殿への意見・質問にたいする伝言を、12月2日17時以降に、秋間台東地区委員長より頂きました。

1．2022年12月9日（金）までに、回答期日を知らせください。常識です。

2．回答の期日は2023年1月13日（金）までとします。年末年始休暇を配慮し1カ月以上の実労働日を配慮しました。

3．やむを得ない場合は、回答期日の再延期を申し受けます。ただし、一般常識ではあり得ない取り扱いである事を十分に心して下さい。

秋間地区委員長からは、期日に間に合わなかった非常識に対し、その理由も謝罪も無かったと聞いています。一般社会と乖離した感覚と、楽ではない労働と生活の中で、党費を納め・日刊紙を配達し党を支えている党員に対するリスペクトが余りにも欠けていると指摘せざるを得ません。

常識ある回答を待ちます。貴殿が言われた「信じて待て」をそのままお返しします。

以上

秋間地区委員長　どの

2022年12月8日　平澤

この文書は、2022年11月17日付の中央委員会吉岡組織局次長への質問・意見書に対する、中央委員会としての回答を、都委員会松井氏、秋間地区委員長、平澤へと2～3回の口伝を聞き取り筆記したものです。漢字、句読点、改行は平澤の判断により、宛名と署名は常識から推測し加筆しました。

日付は、11月30日の回答指定日に質問者に届かなかった事実を重視し、秋間地区委員長からの「中央委員会が回答する方針のようだ」との連絡をいただいた12月2日の前日としました。

秋間地区委員長どの

2022年12月8日　平澤民紀

私は被害者の告発を支援し、協力者の力を得て医療生協さいたまの斉藤前専務のセクハラ問題を追及しました。そして斉藤氏は逃亡し、党から除名処分を受けました。

しかし医療生協さいたまの役員は、斉藤氏のセクハラを否定する調査報告を捏造し、（削除）、総代会では斉藤氏への退職慰労金の支給を議決するなど、総力でセクハラ隠ぺいを進めています。そしてその一環として、告発者へ不当な圧力を加え、私に対しては反共反民医連分子のレッテルを張り民医連運動とジェンダー平等の同志からの分断を謀っています。

（削除）。所属部署もタイムカードも無く、明日の出勤場所も分からない状態で半年間放置され、屈辱的な方法で雑務を命じられました。私はこの処遇を、退職圧力と認識しています。

（法人名）が私に対して上記の様な扱いをしたのは、医療生協さいたまのセクハラ隠しとその為の私への不当なレッテル張りにより、正確な判断ができない状況下にあるからです。私は（法人名）と敵対するつもりはありません。むしろ医療生協さいたま内で起きた専務による性犯罪とその隠ぺい工作の真実を共有し、民医連・医療生協運動の健全な発展の為に力を合わせる同志であると考えています。

私は、自身に着せられた汚名を返上するために、(法人名)の労働組合と理事会にさいたまで起きている事実を知らせます。さらに「ハラスメント根絶」のため「突っ込んだ自己批判・相互批判」により健全な民医連運動づくりに取り組みます。

行動の前には地区委員長と相談するお約束でした。地区委員長のお考えや助言をいただきたく文書化いたしました。

以上

2022年12月10日　台東区地区委員　平澤民紀

日本共産党中央委員会　組織局　吉岡次長　殿

2022年11月17日付の貴殿への「意見・質問」に対する返信内容を別紙の様に秋間地区委員長よりお聞きしました。ご確認下さい。

返信内容では、以下の2点が未回答です。以下に11月17日の「意見・質問」の該当部分を添付し番号を付けました。再回答をお願いします。加えて回答文書の書き取りの加筆修正点についても回答をお願いします。(合計3点です。)

回答期日は2022年12月26日(月)とします。口伝方式とするのであれば、そのために必要な時間は貴殿の責任で確保すべきです。なお、やむを得ない理由があれば1ヶ月程度の期日延期を申し受けます。年末年始休暇は労働日から除外していただいて構いません。

以下再掲6行

党内論議を党員に与えない斉藤氏除名処分の扱いは、今回の中央委員会の小池書記局長処分に沿って修正すべきです。小池書記局長の言葉通り「ハラスメント根絶を目指す党」の視点で、突っ込んだ自己批判・相互批判を医療生協内党員で行うために、必須である斉藤元専務の除名処分を医療生協内党員に報告するよう提案します(1)。

す（２）。

柴岡書記長が２０２１年1月28日にＡさんに約束した「自己改革のための調査を行う」を急ぐように要求しま

国際常識にのっとり重要なやり取りは文書化します。中継のご苦労を担われたお二人を、言った言わないの水かけ論議に巻き込む事態を避けるためにも不可欠の処理です。私の聴取能力の限界を是正する必要もあります。

加筆修正部分についてご指摘下さい（３）。

加筆修正部分がない場合は、回答省略をもって相互に確認できたものとしましょう。

内容の伝達を受けた時にも、回答期日遅れについての釈明も謝罪もありませんでした。この非常識や無礼については12月２日付で貴殿にお送りしていますので繰り返しません。

文書は責任を伴うことにより効力を持ちます。口伝を用いる中央委員会方式では、遅れや誤解が生じた場合の責任が誰に嫁されるのか不明瞭であり不安になります。

口伝を強いる以上は中央委員の責任で、伝達に要する時間を確保すべきです。常識では、回答指定日とは回答を相手に届けた日を指し、回答文を仕上げた日ではないからです。

日本共産党中央委員会　組織局御中

２０２２年12月27日
Ａ

規約第５条（六）に従い、以下質問・意見します。中央委員会に回答を求めます。

私は国民として共産党を信頼し、２０２１年1月28日に、斉藤医療生協さいたま前専務理事（以後斉藤氏）からのセクハラ被害を日本共産党埼玉県委員会柴岡書記長（以後柴岡氏）に証言しました。柴岡氏はその時「二次被害を生まない・セクハラの根絶・自己改革のための調査」を公約しました。

しかし柴岡氏がこの公約の履行を怠ったため、私は医療生協さいたま理事長雪田慎二党員（以後雪田氏）からの人権侵害にさらされています。これに対し私は弁護士の協力を得て自衛を図っています。

この切迫した事態に対し、中央委員会は、①柴岡氏・雪田氏の行動をいかに捉えているか、②中央委員会は柴岡氏・雪田氏をいかに指導すべきと考えているか、③中央委員会の指導の到達はどうなっているか、④私が考える中央委員会が取るべき柴岡氏への指導についての意見に対する見解、について回答をお願いします。

切迫した人権侵害の実態と、両氏の行動が党と医療生協の共謀によるセクハラ隠しとしか見えないであろう深刻な事態をご理解いただき、2023年1月末日までに回答をお願いします。

また、回答は文書、もしくは私が指定した日時でのお電話でお願いします。回答を面会に限定するというお返事は、私にとって回答はしないと等しい事、雪田氏の人権侵害を伴うセクハラ隠蔽工作を利するものでしかない事を申し添えておきます。
1．質問①～③
柴岡氏には、公益通報者保護の公約を履行する義務があり、求めに応じてその履行状況を報告する義務があると考えますがいかがでしょうか。

柴岡氏は、2021年9月下旬～10月初旬に、雪田氏と斉藤氏の聴取・処分について協議しています。その内容をLINEにて「理事長とも面談し『党員として性暴力への『報復人事』は許さないし、起こさせない』『もし内部告発があったとしたら告発者の権利と立場を守る』との立場を確認しました。」（2021年10月17日）と私に報告しています。これは医療生協内で起きた問題について、県の幹部党員と医療生協の幹部党員で協議し確認し公約した記録であり、12月21日の私への通知「それぞれの団体の活動は、それぞれの団体の責任で行っていると考えています」とは相いれないと考えますがいかがでしょうか。

また、雪田氏の人権侵害を許している責任の一端は柴岡氏の公約不履行にあります。雪田氏による人権侵害を、医療生協の「責任で行っている」と黙認・容認するのは二重の責任放棄であり許されないと考えますがいかがでしょうか。
2．意見④
医療生協が独自の基準で斉藤氏の行為をセクハラではないと認定するのは自由です。しかし、齋藤氏を除名とした党の基準に基づき雪田氏と柴岡氏が党の立場で確認した公約について、雪田氏は自身の意見を保留して実行する義務があるはずです。柴岡氏は雪田氏に対して、10月17日報告に基づき行動させる指導責任があり、違反する場合には処分を与える義務があると考えますがいかがでしょうか。
中央委員会には柴岡氏に対して、公約を履行し・雪田氏に組織原則を守らせる指導を果させるよう指導する責任があると考えますがいかがでしょうか。
私の人権を守り、「セクハラ根絶」の力となる回答をお待ちしています。

以上

2023年1月18日

台東地区　平澤民紀

日本共産党中央委員会　組織局　吉岡次長　殿

ジェンダー平等委員会　坂井事務局長　殿

日本共産党千葉県委員会書記長の大西氏が性犯罪で逮捕されました。これは、どの組織においても性犯罪は起こり、党員も性暴力の加害者になり得る事を示しています。そして、党内・民主団体内においても組織内性暴力が起こりえる事を前提に、全ての党組織で「厳しい突っ込んだ自己批判・相互批判」が必要である事を示しています。

齋藤前専務の他にも、複数の部下に性交を強要した小野敏（故人　事務長・党機関役員　定年退職）、部下を呼び出しては痴漢をした岡本泉（事業部長　定年退職）、歯科衛生士をセクハラでメンタル疾患にした鳥海泉治歯科医師（告発された翌日に自己都合退職）、実習中の看護学生にまで痴漢をした井合哲医師（現在も職責を持ち勤務）、職員にキスを強要した稲村充則医師（現在も職責を持ち勤務）など、医療生協の職場内性暴力は上げればキリがありません。上記の加害者は全員が党員であり医療生協の幹部であり、一部は埼玉県党組織の機関役員でした。そして党員幹部だけが懲戒を免れています。

この医療生協の実態は、「上に立つ人がハラスメントを見過ごすとエスカレートしてしまう」①事を示しています。性犯罪は最も再発率の高い犯罪の一つであり、加害者に成功体験を積ませることは社会的にも決して許されません。

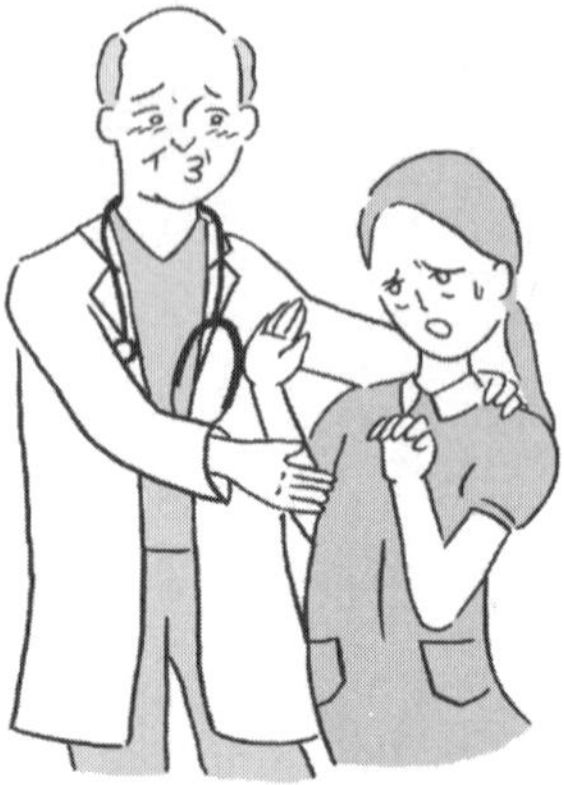

医療生協は、2月の臨時総代会で総代選挙規定と動議規程の改定を進めています。（削除）

また、セクハラ再発防止・被害者救済・第三者調査の要求は、組織外での闘争を余儀なくされます。柴岡氏が雪田氏と斉藤問題を協議した事実（2022年9月）や党による被害者に対する発言を抑制した事実（2022年10月12日）も党内秘にとどめることは難しくなります。

「突っ込んだ自己批判・相互批判」②と「率直に党の中でも出し合えてパワハラの根絶に向かっていかなければならない」③のために、中央委員会は、柴岡氏に対し、証言者への党公約である「セクハラの根絶」「自己改革のための調査」「二次被害を生まない」を遵守し、雪田氏に対し幹部党員の立場で確認した事項を遂行させるように指導を行うべきです。「今後二度と繰り返さないために教訓を深め、自己改革をはかっていく」④との言葉を飾り言葉にしないために、中央委員会は県委員会を指導するよう要請します。「教訓を深め、自己改革をはかっていく」ために、斉藤氏の除名とその理由を医療生協内の党員と共有し、党員としての成長の機会を保障し、党員の自浄能力の発揮に期待すべきです。

吉岡組織局次長のコロナ感染のため延期している回答期日は、年末年始休暇を加味して2023年1月23日（月）です。医療生協の臨時総代会は2月22日（水）です。再々延期はありえません。

医療生協関係党員の自浄能力の発揮によって自律的解決に努力できるか、その可能性の芽を摘むかは、中央委員会の回答および柴岡氏・雪田氏の言動にかかっています。

①五ノ井元自衛官（2022年11月26日　朝日新聞）
②志位委員長（2022年11月15日　赤旗）
③田村政策委員長（2022年11月20日　赤旗）
④小池書記局長（2022年11月15日　赤旗）

2023年1月24日

台東地区　平澤民紀

秋間台東区地区委員長　松井東京都委員　殿

吉岡中央委員会組織局次長　殿　上岡（田邊氏の間違い）規律委員会責任者　殿

前略

昨年末、吉岡次長のコロナ感染により回答期日を延期するよう要請を受け、それを了承しました。しかし、またしても約束を破られました。

藤田論文（1月21日赤旗）は、松竹氏が党規約第5条第6項の党員の権利を行使していない点を批判しています。しかし、規約に沿った質問意見に対しても回答を得られない私はこの論文をどう理解すべきか悩んでいます。この間の私の意見質問が、担当者に恣意的に処理にされているのではないかとの疑念さえ想像してしまいます。

そもそも問題は、埼玉県員会の柴岡書記長が、斉藤氏からの性暴力被害を告発した女性に対する保護の約束が履行できていない事に端を発しています。

また、党員が職場内性暴力で除名された問題への対処が、志位委員長のハラスメントに対する発言（22年11月15日　赤旗）に反している事が問題を大きくしています。

県委員会が斉藤氏除名に至る一連の事実を党内秘としている間に、医療生協役員は内部調査報告で斉藤氏の性暴力を否定し、前総代会で斉藤氏への退職金支給（最高額2800万円）を議決し、2月の臨時総代会では生協運営の根幹に関わる総代選挙規定や総代会運営規定の改悪まで計画しています。役員党員は、党の決定である斉藤氏除名を否定し、その既成事実化を進めています。党規約上の最高処分である除名を、この様に軽んじて良いはずがありません。

このままでは、被害者の人権は損なわれ、免罪された職場内性暴力が繰り返される事になります。党はさらに大きな打撃を受ける事になります。ジェンダー平等の綱領の立場に立った突っ込んだ自己批判相互批判と自己変革を党員に保障する為に、斉藤氏除名についての党員間論議を処分対象としないように県委員会への指導をお願いします。

医療生協内には、斉藤氏の性暴力を知りながら県委員会の指示と役員の圧力によって沈黙を強いられている党員が多く存在します。医療従事者の党員が二次被害を起こす心配はありません。党員を信頼し、党内論議を開始するように県委員会への指導をお願いします。

総代会まで1カ月を切りました。早急に回答をお願いします。

草々

2023年2月2日

台東地区　平澤民紀

台東地区委員長　秋間さま　東京都委員　松井さま
中央委員会組織局次長　吉岡さま　中央委員会規律委員会　田邊さま

中央委員会と埼玉県委員会は、この間の医療生協さいたまの斉藤前専務のセクハラ除名問題をめぐる質疑応答を「重要な事は文字とせず直接面会して話す」としています。

（削除）

この「文字にしない」＝「質問に文書では回答しない」について、党員にそれを徹底する権限ならびに党員がそれに従う義務が発生する根拠をご教授下さい。

党にとって最も重要な綱領は活字にしています。重要なものは活字にしない、は原則ではありません。

議会論争や個人への批判・反論、野党共闘の交渉内容等は赤旗に掲載されています。相手がある場合や結論に至らないものは活字にしないというわけでもありません。

業者や弁護士との契約なども重要なものは先方の求めに応じて活字としているはずであり、重要事項は文書化しない、を原則にはできないはずです。

機関役員を含め党員同士は、日常的に会議の日時の連絡など重要事項をＳＮＳ上の活字で連絡を取り合っています。重要事項は活字にしない、の徹底はされていないのが実態です。
以下質問します。番号に沿って適応する文書・資料のみを回答して下さい。
①重要事項は活字にしない、根拠は規約のどの条項からきているのかご教授下さい。
②党員に文書回答を得る権利がなく、口頭で回答を得なければならない根拠が、規約のどの条項に基づくのかご教授下さい。
③上記が第○○党大会○中総で決定された、のであればご教授下さい。また、この「原則」がどのように党員に周知されたのかもご教授下さい（○年○月○日赤旗党生活欄など）。
④どのような場合に、誰の判断で口頭とするのか、その規定の有無と責任の所在をご教授下さい。
⑤私への回答は松井都委員・秋間地区委員長の口頭伝達となってます。中央委員が最初に松井都委員に伝える時点でも活字にはなっていないのかご教授下さい。
　重要事項が、言った言わないや聞き取りミス（誤解）が生じるリスクをどのように管理しているのか、誤解による問題が生じた場合に上級か下級のどちらがその責任を負うことになってるのか、その規程についてご教授下さい。
⑥党員間のＳＮＳによる活字で報告連絡相談・指導は処罰の対象となるのかご教授下さい。
⑦都道府県をまたぐ党員との活動連携を禁じる根拠を綱領・規約・大会決定党からご教授下さい。また、最重要課題である選挙・機関紙活動での居住地支部党員との連絡相談・支援との整合についてご教授下さい。（配達集金・全戸配布・ポスター貼り・宣伝カー運転・高齢党員の投票所への送迎・ニュース作り・新年会の司会や準備片付け・他）
回答は２０２３年2月15日（水）までにお願いします。
土日を除き正味１週間としました。現行資料の照会だけで結構です。

太田訴願委員会責任者　殿

坂井ジェンダー平等委員会責任者　殿

２０２３年２月６日　台東地区　平澤　民紀

２０２３年2月2日に、医療生協さいたまの元専務理事である斉藤氏の除名処分（職場内性暴力）と再発防止策について中央委員会の見解を聞き論議しました。

この問題の党としての対処は斉藤氏の除名を持って結論とする。以後、この問題についての意見質問には応答しない。規約五条（五）の対応を求める、との回答でした。

問題は、斉藤元専務が職権を乱用して職場内性暴力を行った事。埼玉県委員会の柴岡書記長が証言者に約束した「自己改革のための調査」を行っていない事。医療生協さいたま役員が斉藤氏の性暴力を隠蔽した事。党中央が斉藤氏の性暴力問題を職場の同志にも知らせないと決定した事です。それにより再発防止に党員が関われなくなっている事です。

以下、訴願します。

①即断即決を迫られる問題では無いにも関わらず、職場内性暴力の再発防止に関わる協議を終了させるべきではありません。再考をお願いします。

規約五条（六）に基づきこの件について、職場支部・党委員会・地区委員会へ意見・質問することを検討します。

②原則的な党員に納得いくまでの論議を保証せず、離党・除籍以外の選択肢を失わせるかの様な規約運用は誤っています。再考をお願いします。

③党が医療生協さいたまの一連の職場内性暴力問題を、斉藤氏の除名を持って結論としこれを他の党員に知らせてはならない（22年10月21日）と通知しました。医療生協内党員に自浄能力発揮の為の情報を与えなければ、再発防止の取り組みは労働組合運動・生協組合員運動・市民運動の大衆運動以外に無くなります。再考をお願いします。

また、この通知は地区・支部のルートを通じておらず、規約に基づかないものです。改めて地区・支部を通じた指導をお願いします。

④柴岡埼玉県委員会書記長（中央委員）が被害証言者に約束した自己改革的調査と証言者への報復を許さない、を実行するよう指導をお願いします。

⑤雪田同志（医療生協理事長）を指導し、党員と理事長の立場の使い分けを改めさせ、党員の立場で得た情報によって医療生協を操作するのをやめるよう指導して下さい。

⑥性暴力は最も再犯性の高い犯罪です。斉藤氏は、医療生協役員に性暴力は行っていないと認定させ最高額2800万円の退職金を得て逃亡しました。これは、斉藤氏以外の性暴力加害者（党員）に成功体験を積ませ、さらに党を汚す事態となります。医療生協さいたま役員党員が斉藤氏の性暴力隠蔽を改める様に指導をお願いします。

⑦中央委員会は、埼玉県委員会と医療生協役員グループ支部の問題であり、当事者ではない中央委員会の指導には限界があるとしています。こうした認識を改め、当事者達が誤りを自覚し自己変革に至るまで指導を徹底するようにお願いします。

回答は、3月15日（水）までにお願いいたします。

2023年2月14日

秋間地区委員長　殿　松井都委員　殿　吉岡中央委員会組織局次長　殿　坂井ジェンダー平等委員会責任者　殿

台東区　平澤民紀

前略

2023年2月2日の医療生協さいたまの斉藤前専務（以後斉藤氏）の職場性暴力と除名、医療生協さいたま役員（以後役員）による隠蔽工作、職場再発防止への党員の関わり方について協議しました。

その論議の中で、医療生協さいたまのセクハラをなくす会（以後なくす会）代表平川氏との私の私的交友が処分の対象となるとの指摘がありました。

平澤について

私は、議員ではなく機関役員でも支部役員でもない一般党員です。党に一般党員の私的交友にまで介入する権限があるのか疑問を感じます。２０２１年5月21日の協議の際、吉岡組織局次長が、斉藤氏の性暴力問題とは全く関係の無い証言者の私的人間関係の情報を収集していた事実とも重なり大変な違和感を持っています。

平川氏について・なくす会について

平川氏は、反社会団体との関係は一切ありません。犯罪歴も前科もありません。平川氏とは、彼が川口市議選挙に出馬した時から親交を深めました。彼がジェンダー問題に大変深い見識を持っている事を知ったのもこの頃です。彼は離党後も日刊紙を週3日も回配り続けましたし、現在も陰で党への献身を続けています。

平川氏が離党に至った経過や草加市議選については一切話題にすることはありません。

反共的人物・政敵・元党員との関係について

私には元党員の友人が多くいます。学生時代に入党し就職後に離党した友人達です。中には処分を受け除籍された者もいます。これらの友人のほとんどが党を嫌っていますが、交友は続けています。創価学会員で選挙時には反共ビラ宣伝を行う友人もいます。（削除）。共産主義を忌み嫌うキリスト教徒の友人もいます。

党は党員である私はこの様な友人との交友は断つべきだと言っているのでしょうか。それともこの様な友人達と平川氏とには何か決定的な違いがあるのでしょうか。ご教授下さい。

有田芳生氏は元党員であり他党に乗り換えた人物です。国政選挙では議席を奪い合った政敵関係にもあります。しかし党は赤旗で有田氏の著書を紹介し、本人を紙面に登場させた事もあります。党は離党問題や選挙闘争と、統一協会などの共通課題は別に捉える基準を持っている事が分かります。平川氏の離党や党公認候補に対する対応と、セクハラをなくすための共通課題への対応のどこが違うのか理解ができませんのでご教授下さい。

なお、なくす会のホームページの内容は私自身の経験から事実であると断言できます。その証拠に、役員からは事実誤認・名誉棄損などの訴えは無く、取り下げ要求も無いため存続しているのだと思います。なくす会に違法性があるとは思いません。

また、党は他団体の活動に介入しないというのが、党が医療生協さいたま役員党員によるセクハラ隠蔽を批判指導しない理由であったはずです。医療生協に介入しないのであれば、なくす会にも介入するべきではないと思います。私の理解に誤りがあればご指摘下さい。

私は真面目に党に貢献しており処分されたいとは思っていません。処分するかしないかの判断は機関役員が持っています。党から協議を打ち切るような対応はなさらないよう切にお願いします。

平川氏の何が問題なのか、平川氏との交友の何が処分の対象となるのかご教授下さい。理念や基準ではなく、電話をしてはならない、食事をしてはならない、など具体的な動作のレベルでご教授下さい。そうでないと理解できません。よろしくお願いします。

回答は2023年3月15日までにお願いします。


2023年3月1日（原文は2022年の誤字）

秋間台東地区委員長　殿　松井東京都委員　殿　吉岡中央委員会　組織局次長
倉林ジェンダー平等委員会責任者　殿　山添ジェンダー平等委員会副責任者　殿
坂井ジェンダー平等委員会事務局長　殿　田邊規律委員会責任者　殿　太田訴願委員会責任者　殿

台東地区　平澤民紀

前略
本年2月2日の協議において、中央委員会からの口伝報告の中に松井都委員より以下の2点の報告がありました。この2点について規約第五条（六）にそって意見します。
松井都委員は平澤に対して
①平澤がAさんになり替わりっている。（発言は「なり替わるのはやめるべきだ」）
②2021年1月28日にAさんから証言を受けた際に、柴岡埼玉県委員会書記長はAさんに・自己批判的調査・証言者の保護・再発防止の約束はしていない。（発言は「Aさんから求められた約束は名前を出さない事だけだ」）
③以後この問題について中央委員会は平澤の意見質問には応答しない事を決定し、平澤には規約五条（五）の対応を指示した。（別紙参照）

との中央委員会の認識を伝達しました。
①は、斉藤氏（医療生協さいたま前専務理事・セクハラで除名）からの性暴力被害を証言したAさんを、この問題の主体として認めないという、Aさんに対する蔑視です。
②は、Aさんの党に対する一貫した要求であり、当日の本人メモが残されています。また党への文書としては22年11月9日付けがありますのでご確認下さい。突然相互で前提として積み上げて来た事実認識を覆すのは民主的に論議を進める上であってはならない事です。
さらに規約によって、Aさんと平澤が①②の問題を共有する事を禁じ、当事者であるAさんを本人不在の場で一方的に貶め、さらに平澤にのみ中央委員会の独自の認識を言い放ち、それに対する意見・質問の機会を与えないのは非民主的に過ぎ、規約違反と指摘せざるを得ません。「民主的な討論をつくす（2月25日土井書記局次長）」立場を堅持すべきです。
①②③の問題について以下意見します。
A：①②③の誤りを認め、撤回する。①②についてAさんに謝罪する。

B：Aさんに中央の①②の認識を伝え、反論する権利行使の機会を保証する。そのために、平澤がAさんに①②③の事実を伝える事を認める。

C：県党に、Aさんに①②の認識に誤りが無いか再確認を求める文書を送るよう指導する。（電話は不可能であることは既にお伝えしてあります。）

A〜Cのいずれかについて中央委員会の対応を選択し、回答して下さい。

回答期限は3月15日とします。

党が役員（全員党員）の反綱領的態度に対し傍観を決め、医療生協さいたま内党員による論議を禁じる決定をして以降、役員によるAさんへの迫害は度を増しています。Aさんが弁護士と契約してこの迫害から自衛をしていることは既にお伝えしてあります。

党に証言した結果が、斉藤氏は社会的制裁を免れ、医療生協内の再発防止論議は禁じられ、Aさんが役員からの迫害にさらされるだけとは理不尽が過ぎます。

Aさんと協力者の一貫した要求は・再発防止策の徹底・被害者の名誉回復・そのための第三者調査の3点です。

党内論議と医療生協内論議を禁じられた状況では、医療生協外部からの社会的運動で要求を実現する以外は無くなります。また、Aさんへの迫害に対しても役員の出方によっては法廷闘争にもなりかねません。社会からは、党と役員が共謀して前専務の性暴力を隠蔽しているとしか理解されない事態である事を理解すべきです。

改めて幹部党員がその地位を悪用して職場内性暴力を行い党から除名されたという痛恨事について、当事者である医療生協内党員に「つっこんだ自己批判・相互批判」（22年11月15日志位委員長）を保証し、党員の自浄能力の発揮に期待すべきである事を訴えます。

昨年末より吉岡次長が、ご本人とご家族の体調不良により職務に復帰できない状況が続いているとお聞きしていいます。すでに回答待ちの意見質問が累積しています。この状況は医療生協役員による反党的行動を利するばかりです。

回答期限までに吉岡次長の職務が困難であれば、組織局長および各委員会責任者より迅速な回答するようお願いします。

草々

2023年3月28日　台東地区　平澤民紀

秋間台東区地区委員長　殿　　松井都委員　殿　　吉岡組織局次長　殿

2023年2月20日協議報告　および再協議の論点について

以下確認をお願いいたします。

1. 開催状況

（1）日　時　2023年3月20日（月）18時30分～21時ごろ

（2）会　場　都委員会地下会議室

（3）参加者　松井都委員　秋間台東地区委員長　平澤

2．主な論点と確認事項
（1）吉岡組織局次長、もしくは中央委員が出席しない理由について
①全国全ての都道府県、地区の問題に中央委員が直接対応するのは不可能である。そのため都内の問題は都委員会が対応するとの方針が提示され、これを確認しました。
（2）松井都委員の権限について
②松井都委員は中央の伝令では無く、協議回答する権限を持ち参加している。即答できない問題は持ち帰って中央と相談する事もありうるとの方針が提示され、これを確認しました。
（3）論議打ち切り批判（23年2月6日付け）に対して
③論議は打ち切っていない。中央委員が直接協議するのは前回までとするが、この問題は引き続き論議するとの方針が提示され、これを確認しました。
④斉藤氏除名で一段落はしたが、これで中央が手を引くわけではなく、県委員会への指導は継続するとの方針が提示された。県党がこの問題で指導対象である事を確認しました。一部異議があり協議の継続を要求します。
（4）訴願について（23年1月24日付け）
⑤回答済であり今回は回答しないとの方針が示された。認識にズレがあり引き続き回答を要求します。
（5）平川氏との私的交友について
⑥規約上の問題ではなく処分に関わる事柄ではない。調査対象でも無いことが提示された。慎重かつ適切なふるまいをするように、との注意喚起であるとした。後述
⑦党は、党攻撃をする人物と交流する人物を、党攻撃を容認する者と認識するとの内規が提示された。後述
（6）平澤がAさんになりかわっているとの中央の認識に対する批判に対して。
⑧「なりかわっている」は侮辱ではなく、そのようには考えてもいないとの党の認識がしめされた。異議があり、協議の継続を要求します。
⑨この問題は、介在する人物を除き、2者（柴岡氏とAさん）で直接話し合って認識の齟齬をなくす以外にはない。それ以外にはAさんの意図が党に正確に伝わらないとの認識が示された。異議があり、協議の継

続を要求します。

⑩県党は協議のためにあらゆる努力をすべきであり、平澤はAさんから相談があっても県と直接話すよう助言すべきとの方針が提示された。この方針の問題点を整理し後述する。異議があり、協議の継続を要求します。

⑪削除

（7）柴岡書記長への評価について

⑫柴岡書記長批判は正しくないと指摘し、柴岡氏の「苦労」への理解を求められた。党として斉藤氏のセクハラに対し厳しく対処する姿勢は示したが、雪田理事長の所属支部が県直役員グループ支部と異なっている事が障害になっているとの認識が報告された。異議があり、協議の継続を要求します。

（8）Aさんへの懲戒動向について

⑬役員がAさんの公益通報行為を懲戒の対象とし圧力をかけている事、これに対しAさんは柴岡氏に通報者保護責任の履行を求めているが無視されている事、そのため弁護士と契約し自衛を行ってる事を報告した。秋間地区委員長から「尋常ではない」との認識が発言され、松井都委員は対応を約束した。3者で県委員会の動向を監視し、対応とその報告を督促していく事を確認しました。

（9）文字にしない問題についての質問（23年1月24日付け）は時間の制約もあり協議の対象としなかった。

協議中Ｚｏｏｍ会議も禁止との方針が示された。質問状への回答を求めます。

（10）「あらゆるレベルでとことん論議」が虚偽となっている実態について

⑭医療生協さいたまの少なくない職員やＯＢは斉藤のセクハラを知っており、真の退職理由や役員による隠蔽を知っている。これらの党員は「あらゆるレベルでとことん論議　民主的運営に力を尽くしています（赤旗２０２３年春号外）」を虚偽と感じざるを得ない現実がある事を指摘し中央はこの状態を放置すべきではないと指摘した。改善を要求します。

3．確認できなかった論点について

⑮論議のステージは、医療生協党内論議・生協組織内論議・社会問題化の3段階しかない事。どのステージでの論議を選択するかは党の判断に委ねられている事を指摘した。

④斉藤氏の除名で問題が「一段落した」の認識は修正すべきである。

性犯罪は常習性があり、最も再犯率の高い犯罪の一つである。根本的な解決のためには加害者を更生プログラムに結びつける事が必要であり、そのキッカケとなる社会的制裁が必要と言われている。(「男が痴漢になる理由」斉藤章桂　イースト・プレス　参照)斉藤氏は自身の性加害行為を許容されたものと思う認知の歪みを持っている可能性があり、今回も党からは社会的制裁を免除されたと認識している可能性があり、役員からの無罪認定が正しい自身への評価であると認識している可能性が高い。

これは、社会的制裁なく性犯罪の常習者を、役員という隠れ蓑を奪って放免した事を意味している。今後斉藤氏が性加害行為で問題を起こした場合、大西氏と同様に元民医連幹部の現役共産党員による性犯罪として社会的批判を受ける可能性がある。

現に平川氏は斉藤氏を党員と認識しており、医療生協内の他の党員協力者も斉藤氏を現役党員と認識しています。除名処分を伏せているのだから当然の事です。

⑤回答済とは受け止めていません。論点を整理し協議を要求します。

⑦規約問題ではなく処分とは関係しない事との事ですが、それでは何が問題だったのか余計に理解できなくなりました。個人の評価と、個々の党員の内面に関わる事柄であるだけに、問題とするのであれば厳格な基準が必要と考えます。

今回は問題化の前提として「党攻撃」「批判と攻撃の区別」、「問題となる党外の人物」の定義が必要であると考えます。回答を要求します。

⑧中央は私への是正指示として「なりかわり」を使っており、柴岡氏とAさんの直接対話の必要性の文脈からも、平澤のなりかわりによってAさんと柴岡氏の間に認識の齟齬が生じていると中央が認識していると解釈するのが自然です。

党はAさんに謝罪するか、なりかわりによるAさんの意志の歪曲は無いと考えるか、Aさんに平澤による意志歪曲が無いか文書で確認するか、いずれかの立場を明確にすべきです。回答を要求します。

⑨柴岡氏とAさんの直接対話について

i県委員会がAさんの家庭を崩壊させかねない非常識を行い、Aさんからは対話関係どころか恐怖感を持たれている事を自覚すべきです。

ii 性暴力被害者の女性を、加害者と同等の立場（党機関役員）の男性が密室を想像させる環境に呼び出すという行為がいかに乱暴か検討すべきです。専門家（埼玉民医連以外の）からのレクチャーを受けることを要求します。

iii 千葉県委員会の大西書記長の問題で、Aさんがいかにショックを受けているか想像する必要があります。県党は他人事ではなく身内の問題（過去形である事を祈る）として考える必要があります。

⑩ Aさんと柴岡氏の直接協議について

iv 柴岡氏には第一義的に証言協力者保護を果たす責務があります。そこには、党籍の有無、問題の性格（セクハラか他か）、認識の齟齬の有無など全く関係はありません。中央委員でもある柴岡当事者が再三の公益通報者保護の要求を無視し、A証言者が懲戒の危機に晒され弁護士を頼っているという事態に、党は無条件で迅速に対応すべきです。

v 性暴力被害者を、その支援者相談者から引き離す事がいかに危険な暴論であるかについて学習すべきです。これ自体が重大な二次被害であり、取返しのつかない事態（自殺・鬱等）につながる可能性がある事を学習すべきです。

vi 一般党員（しかも女性）が1対1の環境で中央委員・県書記長（しかも男性）に非常識を指摘し責務の遂行（方針転換）を求めるなど事など非現実的です。

この方針の批判修正が県委員会内でなされず、中央までが承認した事が異常です。千葉・長崎県委員会の恥ずべき事態を県委員会がスルーし、中央も赤旗掲載を許可し恥の上塗りをした党内の相互点検機能の無さに学び方針の撤回を要求します。

vii 暴露闘争を抑え、党内論議優先をAさんに説得しているのは平澤です。また、現状では党とAさんのパイプ役は平澤以外にいません。党はこの現実を受け止め認識を修正するよう要求します。

一般常識と乖離した党の内規が状況を悪化させています。繰り返しになりますが、医療生協さいたまのセクハラ再発防止のための論議のステージは、党内論議・医療生協内論議・社会的告発の3段階しかありません。そして、その選択は党に委ねられています。党がAさんや平澤に与えている選択枝は社会的告発しか無い事の確認を要求します。

4．回答もしくは再協議について

・２０２３年４月25日までにお願いします。

・ivについては４月11日までにお願いします。

以上

２０２３年４月５日　台東区　平澤民紀

柴岡佑真中央委員　殿

前略、日本共産党規約　第規約第五条（六）に基づき質問し回答を求めます。

1．以下事実確認をお願いします。柴岡書記長が事実と認めない部分はお知らせ下さい。

①医療生協さいたま前専務理事斉藤氏（以後斉藤氏）を、その性暴力被害者であるＡさん（党員　女性職員）が、柴岡埼玉県委員会書記長（以後書記長）に告発した（２０２１年１月28日）。

その後、党は斉藤氏を性暴力を理由に除名処分とした。

②書記長はＡさんに対し以下の３点（二次被害を生まない・セクハラの根絶・自己改革のための調査／Ａさんの当日メモ有り）を公約した（21年１月28日）。しかし、23年４月５日現在この公約は履行されていない。

③書記長は斉藤氏を聴取した事実と、雪田医療生協さいたま理事長（党員　以後雪田氏）にその報告を行った事を以下の文面でＡさんに報告した。『党員として性暴力への「報復人事は許さないし、起こさせない」「もし内部告発があったとしたら告発者の権利と立場を守る」との立場を確認しました』（21年10月17日　ＬＩＮＥ）。

④雪田氏は斉藤氏に本人確認も懲戒委員会の招集も怠り、自己都合退職を理事会に提案し承認させた。（21年10月27日）

⑤雪田氏はＡさんの第三者調査要求を拒否し、内部調査（調査委員長は医療生協の顧問弁護士）にて斉藤氏の

性暴力は確認できなかったと結論し（22年5月6日）、役員会は総代に性暴力は無かったと報告した。総代会にて斉藤氏への退職金支給を議決した（22年6月25日）。

⑥雪田氏は、Aさんの告発に付随する行為を懲戒対象とし聴取命令（22年8月24日）を出し圧力をかけ続けている。

⑦Aさんは書記長に②の公約の履行を求め22年2月25日から11月26日の間に、5回の書面を送った。しかし具体的な回答は無く、やむを得ず自身で弁護士を立て自衛を行う事を報告した（22年11月26日）。

⑧書記長は、Aさんが外出不可能であることを知りながら、文書・電話による協議を受け付けず、Aさんが県委員会事務所に来ない事を持って協議が開始できない理由とし続けている。

⑨書記長は、Aさんに対し「党が除名した事実を他の党員を含む第三者に伝えることも（中略）控えるようにしてください」と通知した（22年10月12日）。

⑩10月12日の通知に対し、Aさんは「隠ぺいに加担するように圧力をかけられたと感じています」と中央に抗議した。（2022年10月17日）

2．書記長には無条件で一義的に被害者を保護する責務があります。

（1）書記長には第一義的に被害者保護を果たす責任があります。そこには、党籍の有無、問題の性格（セクハラか他の犯罪か）は全く関係はありません。事実の確認は十分であり、Aさんとの認識の齟齬を公約不履行の理由にするのは詭弁です。

書記長のお考えをお知らせ下さい。

（2）中央委員でもある書記長が再三の被害者からの保護要求を無視し、A証言者が懲戒の危機に晒され弁護士を頼っているという事態に、書記長は無条件で迅速に対応すべきです。回答をお願いします。

3．Aさんへの隠ぺい加担指示（22年10月12日）こそ最大の二次被害です。

（1）性暴力事件で最も大切にされなければならないのは被害者の保護です。そして次が被害者の求める再発防止策です。最も避けなければならないのが被害者への二次被害（セカンドレイプ）です。

（2）Aさんとの直接の公約を無視し、願いである再発防止のための証言を禁じ、相談者との連絡さえも禁じるのはセカンドレイプそのものです。書記長の認識をお答え下さい。

（3）●年間被害を胸の内に秘め、孤独に耐えて来たAさんをさらに孤独に追い込んでいるこの指示を撤回するか否か、書記長の回答を要求します。

（4）党員間の力関係によるハラスメントを、党内で解決すること自体が問題解決を遅らせ、問題をDV化し、被害者に諦めと沈黙を強い、再発を誘発している可能性があります。

4．Aさんへの単独対話指示もセカンドレイプです。

（1）県委員会がAさんの家庭を崩壊させかねない非常識を行い、Aさんからは対話関係どころか恐怖感を持たれている事を自覚し対応を再検討すべきです。書記長のお考えをお知らせください。

（2）性暴力被害者の女性を、加害者と同じ党機関役員の男性が密室を想像させる環境に呼び出すという行為がいかに乱暴か検討すべきです。書記長の認識をお知らせ下さい。

（3）千葉県委員会の大西書記長の問題で、Aさんがいかにショックを受けているかについて組織的な検討を要求します。県党は他人事ではなく身内の問題（過去形である事を祈る）として考える必要があります。書記長としての見解をお答え下さい。

（4）性暴力被害者を、その支援者相談者から引き離す事がいかに危険か組織的な検討を要求します。この指示自体が二次被害であり、取返しのつかない事態（自殺・鬱等）を招く可能性があります。書記長としての見解をお答え下さい。

（5）一般党員（しかも女性）に、1対1で中央委員・県書記長（しかも男性）に公約違反を指摘し責任の遂行（方針転換）を求めるなど非現実的であり、力関係を無視した設定自体が非民主的です。こんな乱暴な方針が県委員会で修正されず、中央までが承認した事が異常です。これは、千葉・長崎県委員会の失態を中央までもが赤旗に掲載し恥の上塗りをしたのと同様の、党内の相互点検機能の弱さを示すものです。

この方針を撤回し、現実的な手段と環境整備によるコミュニケーションを要求します。文書もしくは電話、およびAさんが信頼する人物の陪席などの現実的かつ常識的な手段と環境整備を行うか否かについて回答をお願いいたします。

5．除名だけでは性暴力の再発防止には結びつきません。

（1）性犯罪は常習性があり、最も再犯率の高い犯罪の一つです。根本的な解決のためには加害者を更生プログラムに結びつける事が必要であり、そのキッカケの一つが社会的制裁と言われています（「男が痴漢になる理由」 斉藤章桂　イースト・プレス　参照）。
（2）斉藤氏は自身の性加害行為を許容されたものとする「認知の歪み」を持っている可能性があり、今回も党から社会的制裁を免除された軽微な問題と認識している可能性があります。役員会の調査報告によって自身の認知の歪みを正当化したと推測できます。
（3）これは、役員という隠れ蓑を失った性犯罪の常習者を社会に放免した可能性がある事を意味します。もし、今後斉藤氏が性加害行為で逮捕や訴えられた場合、大西氏と同様に現役共産党員の性犯罪として社会的批判を受ける事になります。現にH氏は斉藤氏を党員と認識しており、医療生協内の他の党員協力者も斉藤氏を党員と認識しています。除名処分を伏せているのだから当然の事です。
（4）別件ですが、職場内で不同意性交と強制性交未遂を行い処分された小野敏氏（故人　医療生協幹部・党機関役員経験者）は死去する直前まで自身が加害した女性につきまとい機会ある毎に呼び出そうとしていました。平澤もその女性も小野氏が処分を受け党籍を失っている事を知りませんでした。社会的制裁を伴わない内部処理は性犯罪の抑止には結びつかず、逆効果です。さらに党への批判を誘発するだけです。
関係党員に処分を伏せる処理に害はあっても積極的な意味は皆無です。斉藤氏の除名処分という痛恨事を医療生協関係党員間で論議するか否か、回答をお願いします。

6．医療生協関係党員による自己批判相互批判による自浄能力の発揮を保障すべきです。
（1）医療生協という民主団体の幹部党員が職場内性暴力により除名されたという痛恨事は二度と繰り返してはなりません。
（2）党員職員の中には斉藤氏からの性暴力被害者が実在し、少なくない党員が斉藤氏の問題行動を直接的間接的に見聞きしており、党員役員の隠ぺいと県党の対応に不信感を持っています。役員からの業務命令で不本意な反綱領的行為を強いられてる党員を救済できるのは党しかありません。
（3）これはおかしいという事態が起きたときは、そういう問題として議論をして早く対応すべき（田村政策委員長　22年11月20日）。
ハラスメント根絶を大方針にしている日本共産党にとって絶対にあってはならない。突っ込んだ自己批判、

相互批判を行い・・・けじめが必要だ（志位委員長　22年11月20日）
深刻な反省と自己改革が必要（小池書記局長　22年11月15日）
この見地で医療生協さいたま関係党員の論議を保証すべきです。回答をお願いします。
7．再発防止のための論議には3つのステージがあります。
役員会による隠ぺいを利する一般常識と乖離した党の内規が状況を悪化させています。医療生協さいたまの職場内性暴力再発防止のための論議のステージは、党内論議・医療生協内論議・社会的告発の3段階しかありません。そして、その選択は党に委ねられています。党が党内論議を禁じ、役員グループ支部の隠ぺいを事実上黙認する状況の下、党がAさんや平澤に与えている選択枝は国民の権利の行使たる社会的告発しかありません。

この現実について書記長の見解をお知らせ下さい。
8．回答について
(1) 回答は、2023年4月25日までにお願いします。
(2) 回答は、柴岡中央委員から直接でも、中央委員会を経由して都党担当者からでも結構です。
なお、この質問状は以下の責任者にもお送りします。
倉林明子ジェンダー平等委員会責任者　山添拓ジェンダー平等委員会副責任者
田邊進規律委員会責任者　吉岡正史組織局次長　松井都委員　秋間台東区地区委員長

草々

秋間台東区地区委員長　殿　松井都委員　殿　吉岡組織局次長　殿

2023年4月5日　台東区　平澤民紀

前略、4月2日に秋間地区委員長より、3月28日付け文書に対する回答が間に合わない旨報告をいただきました。一斉地方選挙が理由とのお話でした。お知らせ下さった秋間地区委員長が回答者ではない事、回答者の能力と常識の問題ですので、その場で期日について争う事も抗議もしませんでした。

しかし、選挙と言えば何を後回しにしても理解してもらえるとの甘え・非常識は一般社会には通用しません。謝罪文?の結びに一斉地方選挙勝利を綴った千葉県委員会と、その声明を赤旗に掲載した党の感覚と通じるものを感じあきれてしまいました。

1．以下4月11日までに回答を求めた部分について再掲します。

⑩Aさんと柴岡氏の直接協議について

iv柴岡氏には第一義的に証言協力者保護を果たす責務任があります。そこには、党籍の有無、問題の性格（セクハラか他か）、認識の齟齬の有無など全く関係はありません。中央委員でもある柴岡当事者が再三の公益通報者保護の要求を無視し、A証言者が懲戒の危機に晒され弁護士を頼っているという事態に、党は無条件で迅速に対応すべきです。

2．勇気を振り絞ってご自身の性暴力被害を証言してくれた女性が、柴岡氏自身の不手際により不当な圧力に晒され、日々大変な不安に苛まれています。

この事態対への対応を求められているにもかかわらず、10日も前に選挙があるから間に合わない、の態度は、事の重大性への無理解・当事者感覚の希薄さ・不誠実さを感じずにはいられません。

3．別紙文書を柴岡中央委員にお送りします。

2023年5月22日　台東区　平澤民紀

規律委員会　田邊進　殿
ジェンダー平等委員会責任者　倉林明子　殿　同　副責任者　山添拓　殿　組織局次長　吉岡政氏　殿
松井都委員　殿　秋葉台東地区委員長　殿　柴岡佑真中央委員　殿

I．以下の意見質問書への対応について
・セクハラ防止の党内論議と柴岡書記長のAさんへの公約無視　22年12月10日付
・性犯罪の特殊性と再発防止のための党内論議　23年1月18日付

・Aさんへの人権侵害と性暴力の隠ぺい　23年1月24日付
・「文字にしない」の弊害と規約上の根拠　23年2月2日付
・事実確認とAさんへの二次被害　23年4月5日付
Q1）一連の意見質問書への未回答の事実を、党規約第五条（六）・第十五条違反と考えるか、はい・いいえで回答をお願いします。

Ⅱ．党規約第五条（六）に基づき意見質問します。

1．以下の事実について

ⅰAさん（党員　女性職員）が、医療生協さいたま前専務理事斉藤氏（元党員　以後斉藤氏）からの性暴力被害を、柴岡中央委員・埼玉県委員会書記長（以後柴岡氏）に告発した（2021年1月28日）。その後、斉藤氏はAさん以外の女性への性暴力を根拠に除名処分とされた。

ⅱ柴岡氏はAさんに対し以下の3点（二次被害を生まない・セクハラの根絶・自己改革のための調査／Aさんの当日メモ有り）を公約した（21年1月28日）。

しかし、23年5月21日現在この公約は履行されていない。

ⅲ柴岡氏は斉藤氏を聴取した事実と、雪田医療生協さいたま理事長（党員　以後雪田氏）と善後策を協議した事を以下の文章でAさんに報告した。『党員として性暴力への「報復人事は許さないし、起こさせない」「もし内部告発があったとしたら告発者の権利と立場を守る」との立場を確認しました』（21年10月17日　LINEにて）。

ⅶ雪田氏は斉藤氏に本人確認も懲戒委員会の招集もせず、自己都合退職を理事会に提案し承認させた。（21年10月27日）

雪田氏はAさんからの第三者調査要求を拒否し、内部調査（調査委員長は医療生協の顧問弁護士）にて斉藤氏の性暴力は確認できなかったと結論し（22年5月6日）、役員会は総代に性暴力は無かったと報告した。総代会にて斉藤氏への退職金支給を議決した（22年6月25日）。

ⅴ雪田氏は、Aさんの斉藤氏告発に付随する行為を懲戒対象とし聴取命令（22年8月24日）を出し、現在に至るまで聴取命令を続けている。

ⅵ埼玉県委員会は、Aさんに対し「党が除名した事実を他の党員を含む第三者に伝えることも（中略）控えるようにしてください」と通知した（22年10月12日）。

10月12日の通知に対し、Aさんは「隠ぺいに加担するように圧力をかけられたと感じています」と党中央に抗議した。（22年10月17日）

ⅶAさんは柴岡氏にⅱの公約履行を求め22年2月25日から11月26日の間に、5回の書面を送った。しかし具体的な回答は無く、やむを得ず自身で弁護士を立てる事を報告し（22年11月26日）、ⅴに対し自衛を図っている。

Q2）ⅰ～ⅶを事実と認めるか、はい・いいえで回答をお願いします。

2．柴岡氏の対応（ⅵ）について

Q3）党員が自身の性被害を訴え、任意の人物に相談する事を規約違反と考えるか、はい・いいえで回答をお願いします。

3．元役員の規約五条（一）違反について

斉藤氏による性暴力被害者は、党員職員や党外の職員にとどまらず、（削除）。

Q4）斉藤氏が「社会的道義をまもり、社会にたいし責任をはたす」に背を向け、犯罪を重ねた事実に対し、党として社会にお詫びと反省・再発防止を声明すべきと考えるか、はい・いいえで回答してください。

Q5）元役員O氏（党員）は、現役時代に斉藤氏の性暴力被害に遭った女性からの告発を受けていたにも関わらず、斉藤氏の処分について党に報告相談しなかったのは規約五条（一）違反と考えるか、はい・いいえで回答してください。

回答期限は、2023年6月5日とします。

ジャニーズ社長の第三者調査拒否や、タレントの「隠し事無しに正々堂々と」等の発言に、医療生協内部からも「理事会と同じだ」の声が寄せられています。理事会による隠ぺいが明るみに出るのは時間の問題であり、その前に党は自浄能力を発揮すべきです。

規律委員会は、規約第五条（六）「中央委員会にいたるどの機関にたいしても、質問し、意見をのべ、回答をもとめることができる」・第十五条「出されてた意見や提起されている問題、党員からの訴えなどは、すみやかに処理する」「党内で論議し、意見を党機関に反映する」の違反が繰り返されないよう、その職務を果すことを期待します。

2023年6月6日　平澤民紀

医療生協さいたま　元専務理事　大野博　殿

ご無沙汰しております。お元気でお過ごしでしょうか。

今回お手紙を差し上げたのは、足掛け4年におよぶ理事会や党中央との協議・論争を経て、熟考を重ねた結果です。信じがたい事、お聞き苦しい表現が多々あるかも知れません。願わくば、大野さんご自身で雪田理事長や柴岡埼玉県委員会書記長に事実確認をお願いできればと強く願っております。

斉藤民紀前専務が再任後わずか4カ月で辞職した事は既にお耳に入っている事と存じます。その真の理由が、女性職員から性暴力被害を告発された事にあった事もお察しであると思います。

一部役員が県委員会と共謀し、斉藤氏のセクハラを隠ぺいし、被害者に口封じを命じている事までは大野さんのお耳には届いていないかもしれません。別紙資料をご参照下さい。

斉藤氏の性的逸脱は公然の秘密でした。当時はまだセクハラという言葉は無く、「女性問題」「女グセが悪い」などと表現されていました。「浮気は男の甲斐性」などと庇う声もありました。私は元上司から斉藤氏の性的逸脱について多く教えられてきました。噂話だけでは無く、（事業所名・職責名）拝命時の引継ぎでは（実名・職種名・職責名）が斉藤氏との関係で夜勤に入れない事態となっている事を業務として引継がれました。また、（実名）事務長からは就活セクハラ被害を受けた話しを直接聞いています。医事課の派遣職員からも車で待ち伏せされた話しを聞いています。

大野さんのお耳に入っていた噂も一つや二つではなかった事と思います。

大野さんは現役時代に、匿名の被害女性から斉藤氏の性的逸脱についての告発を受けた事をお忘れではないと思います。この時、大野さんはなぜ斉藤氏を懲戒しなかったのでしょうか。この時役員会が厳格な処分を行っていれば、今回の事態は招かずに済んだのではないかと思えてなりません。
かく言う私自身も、斉藤氏や井合医師らの女性職員への狼藉を直接間接に見聞きしていたにも関わらず、毅然とした態度を取ることができませんでした。ＭｅＴｏｏ運動やフラワーデモの後押しを受け、今更ながら被害者の救済と再発防止のために努力をしている為体です。
この件について、大野さんの思うところをお聞かせいただければ幸いです。また、助言がいただければありがたいと思っています。

２０２３年６月６日

台東区　平澤民紀

規律委員会　田邊進　殿　ジェンダー平等委員会責任者　倉林明子　殿　同　副責任者　山添拓　殿

組織局次長　吉岡政氏　殿　松井都委員　殿　秋葉台東地区委員長　殿　柴岡佑真中央委員　殿

1．以下の事実について確認を求めました（２０２３年4月5日、同年5月22日）が、回答がありませんでした。以上の経過から、ｉ～viiに対する双方の認識に相違は無かった事が確認されました。改めて確認をお願いします。

ｉＡさん（党員　女性職員）が、医療生協さいたま前専務理事斉藤氏（元党員　以後斉藤氏）からの性暴力被害を、柴岡中央委員・埼玉県委員会書記長（以後柴岡氏）に告発した（２０２１年1月28日）。

その後、斉藤氏はＡさん以外の女性への性暴力を根拠に除名処分とされた。

ii柴岡氏はＡさんに対し以下の３点（二次被害を生まない・セクハラの根絶・自己改革のための調査／Ａさんの当日メモ有り）を公約した（21年1月28日）。

しかし、23年6月6日現在この公約は履行されていない。

iii柴岡氏は斉藤氏を聴取した事実と、雪田医療生協さいたま理事長（党員　以後雪田氏）と善後策を協議した事を以下の文章でＡさんに報告した。『党員として性暴力への「報復人事は許さないし、起こさせない」「もし内部告発があったとしたら告発者の権利と立場を守る」との立場を確認しました』(21年10月17日 LINEにて)。

vii雪田氏は斉藤氏に本人確認も懲戒委員会の招集もせず、自己都合退職を理事会に提案し承認させた。(21年10月27日)

雪田氏はAさんからの第三者調査要求を拒否し、内部調査(調査委員長は医療生協の顧問弁護士)にて斉藤氏の性暴力は確認できなかったと結論し(22年5月6日)、役員会は総代に性暴力は無かったと報告した。総代会にて斉藤氏への退職金支給を議決した(22年6月25日)。

v雪田氏は、Aさんの斉藤氏告発に付随する行為を懲戒対象とし聴取命令(22年8月24日)を出し、現在に至るまで聴取命令を続けている。

vi埼玉県委員会は、Aさんに対し「党が除名した事実を他の党員を含む第三者に伝えることも(中略)控えるようにしてください」と通知した(22年10月12日)。

10月12日の通知に対し、Aさんは「隠ぺいに加担するように圧力をかけられたと感じています」と党中央に抗議した。(22年10月17日)

viiAさんは柴岡氏にiiの公約履行を求め22年2月25日から11月26日の間に、5回の書面を送った。しかし具体的な回答は無く、やむを得ず自身で弁護士を立てる事を報告し(22年11月26日)、vに対し自衛を図っている。

2. 党規約第五条(六)に基づき意見し、すみやかに対処(党規約第十五条)するよう要求します。

(1)党員間であっても性暴力は犯罪であり党内処分だけで済ませるべきではありません。党員は斉藤氏に対して更生プログラムに繋がる社会的制裁を与えるべきです。

(2)性犯罪は再犯率が高い犯罪です。斉藤氏の常習性を否定しないまま指導監督責任を放棄すべきではありません。党は斉藤氏に対し、再犯阻止の為の社会的監視状態を整えるべきです。

(3)党は職場内性暴力の再発防止の為、まず医療生協関係党組織で専務理事党員の除名という痛恨事について論議すべきです。

3. ハラスメントに対する党員の任務と行動について

ハラスメント根絶は党の基本方針であり、党内のハラスメントの再発防止の為に突っ込んだ自己批判・相互批判を行う（2022年11月22日志位委員長　赤旗）のはジェンダー平等の綱領を認めた党員の基本的任務です。

また（1）～（3）は、党規約第五条（一）に定められた党員の義務です。

これらの活動は綱領と規約を認めた党員の基本的な任務と義務であり、志位委員長が赤旗で全党員に示した公式な活動指針である事をご確認下さい。

以上

2023年6月28日　秋間様・小高様

平澤

1．前提となる共通認識

（1）ジェンダー平等・ハラスメント根絶は綱領で結集した個々の党員の使命である。

（2）党の除名処分は、厳格な基準と証拠によって行われるものである。

（3）公党にとって、公益通報者・内部告発者の保護は無条件の第一義的使命である。

（4）党員による党員への不同意性交は、党内問題では無く、刑法上の不同意性交罪である。

（5）性暴力被害者に被害を語る事を禁じるのはセカンドレイプである。

（6）性暴力被害者に相談者との連絡を禁じるのは、鬱・自死につながる可能性のある危険な行為である。

2．斉藤氏の除名に関する事実経過

（1）柴岡県委員会書記長は、Eさんと同時期に、Aさんから、斉藤氏による性暴力被害の告発を受けた。

（2）柴岡氏は、Aさんに無断で、Eさんとの相談も無く、雪田理事長と斉藤氏問題について2回の協議を行った。

（3）県党は、斉藤氏を除名処分とした。

（4）県党は、斉藤氏の職場内性暴力を党内問題とした。

・Aさんは、斉藤氏除名の事実を県委員以外に話す事を禁じられた。
・Eさんは、斉藤氏の性暴力問題を労働組合で論議できなくなった。
（5）雪田氏は、斉藤氏の性暴力問題を事前に知りながら、懲戒を怠り自己都合退職を承認した。
（6）Aさんは、監事会に雪田氏の背任行為の監査を請求した。
（7）雪田氏は、Aさんのこの行為を職員規律違反として懲戒を企てている。

3．Aさんから見た一連の現実
（1）後輩女性職員の為に、長く胸に秘めて来た性被害を、最も信頼する日本共産党に告発した。
（2）雪田氏からは規律違反を問われ、柴岡氏には保護の約束を反故にされた。
（3）告発の目的であった後輩女性職員のための安全な職場づくりは全く進んでいない。
（4）それどころか、柴岡氏からセカンドレイプの被害を受けた。
（5）一連の事実は自分への口封じであり、それによる雪田氏と柴岡氏の共謀による斉藤氏の不同意性交罪の隠ぺいである。

２０２３年７月20日
平澤民紀　殿

受任状

埼玉県　住所
電話番号

A　殿
２０２３年７月22日

平澤民紀　㊞

私平澤民紀は、貴殿からの委任を受け、日本共産党中央委員・埼玉県委員会書記長である柴岡佑真氏、および関係者への質問および回答の授受、それに伴う面会等の事務を代理します。
本委任状および受託状は、２通作成し双方が一部ずつ保管するものとします。

以上

２０２３年８月１日

日本共産党中央委員・埼玉県員会書記長　柴岡佑真　殿
ジェンダー平等委員会　倉林明子責任者殿　山添拓副責任者殿　規律委員会　田邊進　責任者　殿
組織局次長　吉岡正史　東京都委員会　松井　殿　台東区地区委員長　秋間洋　殿

A代理人　平澤民紀

前略
私平澤民紀は、A氏より正式に委任を受け貴殿および関係者との以下の事務について代理人となりました事を通知いたします。
今後、A氏および家族等への直接の連絡は一切行わず、全て平澤を通す様にお願いいたします。また今後の一切の文書・協議等においてA氏の実名は伏せ、全てA氏・Aさんとするようお約束下さい。
貴殿は、２０２1年1月18日にA氏より医療生協さいたま前専務理事斉藤氏（以後斉藤氏）からの性暴力被害の証言を受けています。貴殿および日本共産党埼玉県委員会は証言協力者であるA氏に対して被害報告・証言の活用経過およびその結果について報告する義務があります。証言協力者のA氏を保護する義務があります。
1．貴殿はA氏に無断で、加害者側責任者である医療生協さいたま理事長雪田氏（以後雪田氏）に対して、A氏から斉藤氏による性被害について相談を受けた情報を漏洩しています。

直ちにA氏への謝罪を要求します。

2．A氏に対し、証言協力後の経過および結果についての詳細をお知らせ下さい。

①貴殿が斉藤氏を聴取した年月日をお知らせ下さい。その時の斉藤氏の弁解をお知らせ下さい。

②貴殿は医療生協さいたま理事長雪田慎二氏（以後後雪田氏）と本件について協議しています。その年月日および内容をお知らせ下さい。

③斉藤氏を除名とした決定要因、および機関内論議の経過、決定した年月日をお知らせ下さい。

3．貴殿は2021年1月28日に、A氏に対して①自己改革のための調査②二次被害を生まない③セクハラの根絶を公約しています。しかしその公約は未だに履行されていません。A氏へ遅れを謝罪するとともに、早急に公約実現のための行動を計画し、お知らせ下さい。

4．貴殿は、雪田氏との協議で『党員として性暴力への「報復人事は許さないし、起こさせない」「もし内部告発があったとしたら告発者の権利と立場を守る」との立場を確認しました』（21年10月17日　LINE）とA氏へ報告しています。しかしその確認事項を雪田氏は反故にし、A氏への人権侵害を行っています。A氏への保護責任が果たせていない事を謝罪するとともに、雪田氏にA氏の追徴を即時断念するよう指導し、その経過をお知らせ下さい。

5．A氏が貴殿に性被害を証言した目的は、医療生協内の性暴力の再発防止です。日本共産党の綱領とも合致するこの目的を実現するために、情報制限を解除し、直ちに医療生協内党員にこの痛恨の事実を報告し、再発防止策の討議を開始するよう指導して下さい。

6．性暴力は再犯率の高い犯罪です。斉藤氏の職場内性暴力について、その常習性から依存症の可能性がまだ否定できていません。したがって更生措置を与えるべきかの検討もなされていません。この段階で除名処分をもって斉藤氏に対する管理監督義務を放棄するのは時期尚早です。新たな被害者を生まないためにも第三者による調査、専門家による検討が必要です。検討結果をお知らせ下さい。

7．埼玉県員会はA氏に対し繰り返し呼び出しを行い「党の判断など内容はいつでも会ってお伝えできますので、気軽にお声かけください（2022年10月12日）」と通知しています。この通知に則り代理人がお話しをお聞きします。代理人が県委員会事務所へ出向きますので、8月中の日時設定をお願いいたします。

性暴力は、例え党員間で起きたとしても党内問題とすべき事案ではありません。それは斉藤氏の性暴力被害者が党員外の職員にも及んでいることからも明らかです。

なお貴殿と当方との協議は、A氏から社会的に委任されたものです。党規約によって制約される関係は無く、疾病や冠婚葬祭等の相応の理由なく拒否できるものではない事を申し添えておきます。

草々

秋間地区委員長　殿　松井都委員　殿　吉岡中央委員会組織局次長　殿　田邊進　規律委員会責任者　殿

太田善作　訴願委員会責任者　殿　倉林明子ジェンダー平等委員会責任者　殿　山添拓　同　副責任者　殿

柴岡氏および党の誤りと今後の自力解決について

2023年8月8日　A氏代理人　平澤

1. 柴岡氏の誤りについて

①被害者に無断で、加害者側に被害者情報を漏洩した。

②被害者との間で交わした公益通報者保護の約束を反故にした。

③被害者にも労組にも無断で斉藤氏を聴取し、逃亡を許した。

④党員による不同意性交罪を党内問題とした。

⑤被害者に対し、被害の相談や訴えを規約で禁じ泣き寝入りを強いた（セカンドレイプ）。

⑥Aさんの告発動機である再発防止・被害者救済・第三者調査は論議すら開始できない。

①〜⑤については柴岡氏と中央委員会に対して事実確認を済ませています。柴岡氏と中央委員会は事実誤認の指摘はありませんでした。

2. 柴岡氏の誤りについての党の認識について

２０２３年7月●日までに、Ａさんに対して柴岡氏が何等かの行動（プロセス）を示す事が（結果は伴わなくとも）何よりも重要である事を助言したが、党と柴岡氏はこれを完全に無視しました。

この経過により、中央委員会・埼玉県委員会・柴岡氏は①～⑥を正確なものと認識し、修正にも謝罪にも値しないと考えている事が立証されました。

⑤については、雪田氏と党の隠蔽共謀の関係を証明する物証となるため、取り消す様に助言したがこれも完全に無視されました。

以上の経過から、党と雪田氏は斉藤氏のセクハラ隠蔽で共謀関係にある事が証明されました。

3．党員が犯した性暴力（不同意性交罪・就活セクハラ・他）は党内問題ではありません。したがって党規約で党員を規制するのは誤りです。

したがって被害者が（代理人が）被害の解決と再発防止のためにとる行動は党規約に規制される関係にはありません。２０２１年当初から指摘し続けて来た事ですが改めて指摘しておきます。

また、規律委員会からも訴願委員会からも一切回答をいただくことはありませんでした。これは、医療生協さいたまで起きた党員による性加害問題を、党が自ら解決する術を持っていない事を証明しました。

この期に及んで党に自浄機能が発揮されるとは考えられないのが被害者の率直な気持ちです。

２０２３年8月8日　Ａ氏代理人　平澤

秋間地区委員長　殿　松井都委員　殿　吉岡中央委員会組織局次長　殿　田邊進　規律委員会責任者　殿

太田善作　訴願委員会　責任者　殿　倉林明子ジェンダー平等委員会責任者　殿　山添拓　同　副責任者　殿

平澤の行動と党籍処理について（措置の誤字）

斉藤氏の職場内性暴力告発と柴岡氏の独断専行に始まったこの問題で、社会常識に照らして誤りは党の内部処理方針にある事、規約を無視し回答をせず必要な是正を怠った党に主な責任があると確信しています。
私は私自身の日本共産党員としての信念に基づき、愛する医療生協の再建のために、職場内性暴力の再発防止・被害者の救済・そのための第三者調査の実施を求め、闘い続けます。
現党執行部の認識によって私の党籍が措置されるのであれば、甘んじて処理を受けます。しかし、この闘争は全ての情報を駆使して継続します。そして勝利と共に、私の名誉回復と復党が実現するものと確信しています。
私の党籍措置が、上記の経過によって行わる事を記録として残します。

2023年9月18日 各位
平澤民紀

除籍についてのご報告（再掲）

この度私平澤民紀は、2023年8月29日付けで日本共産党から除籍措置を受けました事をご報告いたします。私への除籍「措置」は規約にもないものとの事です。規約第十一条「党員の資格を明白に失った党員」と認定したとの事でした。

私はこの「措置」についての通知文書を求めましたが断られました。そのため除籍理由は私の解釈になりますが、医療生協さいたまの斉藤前専務理事がセクハラを行い除名処分された事実を、医療生協の職員党員に知らせた事と思われます。

医療生協さいたまの一部役員によるセクハラ隠しに対して、医療生協内党員に再発防止のための党内論議の過程であっただけに残念です。

医療生協さいたまの一部役員によるセクハラ隠しと柴岡書記長の対応の事実を、以下に解説します。

①医療生協の女性党員職員（以後Aさん）が、斉藤前専務からのセクハラ被害を
②埼玉県委員会の柴岡書記長に告発した。（2021年1月28日）
③柴岡氏は、Aさんに無断で加害者側の雪田理事長へ、Aさんの情報を漏洩した。（2021年9月）

④雪田氏は、斉藤氏に本人確認もせず２８００万円の退職金を与え自己都合退職を承認した。（２０２１年10月27日理事会議決）
⑤柴岡氏は、不同意性交罪は党員間であれば党内問題であるとし、斉藤氏除名で問題は一段落したとした。
⑥柴岡氏は、Ａさんに党内問題である性暴力被害は県委員以外には相談しない様に命じた。（２０２２年10月12日付け）
⑦柴岡氏は、労組に党員専務のセクハラ問題を労組（党外）で論議しない様に命じた。
⑧現在も医療生協内の党員は、斉藤氏の除名を知らされていない。
⑨Ａさんの願いであるセクハラ再発防止は、⑥⑦によって職員論議はおろか党員論議すら出来ていない。他の被害者（非党員含む）も泣き寝入りさせられたままとなっている。
党員専務によるセクハラ被害の告発と再発防止の闘いは、２０２０年から始まりました。その間に埼玉県南部地区委員会、埼玉県委員会、中央委員会組織局・同訴願委員会・同規律委員会・同ジェンダー平等委員会に合計で約80通の意見質問訴願書を送りました。しかし一通の回答書もありませんでした。

党中央に指摘して来た県委員会の誤りについて以下に簡単にまとめました。
⑩党員による不同意性交の犯罪行為を党内問題とし党外に出させないのは誤り。
⑪柴岡氏が被害者に無断で加害者側に情報を漏洩したのは誤り。
⑫斉藤氏の除名処分を医療生協の党員に報告しないのは誤り。
・党員の性犯罪とそれを見過ごした支部から、自己批判相互批判の機会を奪うのは誤り。
・党員にセクハラ再発防止のリーダーシップを発揮させないのは誤り。
⑬Ａさんに他者への相談を禁じたのはセカンドレイプであり誤り。
⑭党員１００％の役員会がセクハラを否定し、斉藤氏の除名処分に応じない事態を放置するのは誤り。
⑮役員会が第三者調査を拒否しセクハラ隠ぺいを黙認するのは誤り。
⑯役員によるＡさんイジメを止めないのは公益通報者保護法違反の誤り。
⑰党員からの意見質問訴願書に回答しないのは規約違反の誤り。
⑱意見質問に回答せず党内論議過程で党員から党籍を奪うのは異論排除の誤り。

性被害問題で何よりも優先しなければならないのは被害者の保護と尊重です。①～⑯の事態の中で、二次被害に苦しめられているAさんを救い、しかも党の打撃を最小限に抑える為には、事情を知り理事会からも県委員会からも圧力を受けない私が、医療生協の党員に働きかける以外に方法はありませんでした。

加えて、誤りを犯した雪田氏や柴岡氏には処分がなく、私だけを除籍した党の対応にも強い違和感を持っています。

私は党籍を奪われても日本共産党綱領に基づき、医療生協・民医連の再建のために、セクハラの再発防止・被害者の救済・そのための第三者調査の実施を求め闘い続けます。党籍を奪われた為党内論議への参加は不可能となりましたが、党員に自浄能力の発揮を求め呼びかけを続けます。あくまでも党と医療生協役員が隠蔽行為を改めないのであれば医療生協組合員・労組にもこの事実を伝え、それでも態度を改めないのであれば、裁判に訴えることになるでしょう。

皆さんに、①～⑯が事実であるか平澤の虚言であるかを柴岡書記長か奥田さんに確認するようにお願いします。この闘争を始めるにあたり最初に相談したのが奥田さんと須田地区委員長（当時）でした。

理事会がセクハラの事実を認め、再発防止策が実現した時に、私の名誉回復と復党が実現すると確信しています。

2024年2月22日

日本共産党埼玉県委員会　書記長　柴岡佑真　殿

日本共産党　セクハラを許さない医療生協さいたま組合員有志後援会
世話人　平澤民紀

公開質問について

期日までに回答をいただく事ができませんでした。貴殿の不誠実な対応に対し、遺憾ながら公開質問として改めて質問いたします。

今回は医療生協さいたまの事業所後援会に限定して発送いたしました。順次発送の対象を広げることを検討します。早期の回答を期待します。


貴殿は独自の調査によって前専務理事の性加害を認定し除名処分しました。しかし、党員専務の性加害を党内問題とし、医療生協の職場党員にも報告していません。それどころか、党中央委員会を経由して私に対しこの事実を口外することを禁止しました。

上記が事実であるか、貴殿の認識をご回答下さい。①

貴殿と雪田理事長（党員）は協議の上前専務を除名処分としました。しかし雪田理事長はこの協議に反し前専務の性加害を否定し退職金付きの自己都合退職（懲戒無し）としました。

上記が事実であるか、貴殿の認識をご回答下さい。②

これらは医療生協による職場内性暴力再発防止の改善業務を阻害する不当な政治介入（生協法第２条２政治的中立違反）にあたる疑いがあります。

上記について、貴殿の認識をご回答下さい。③

貴殿のこれらの行為は、「女性に対するあらゆる形態の暴力を撤廃する」（党綱領９）、「市民道徳と社会的道義をまもり、社会に対する責任をはたす」（党規約五条一）違反の可能性があります。

上記について、貴殿の認識をご回答下さい。③

回答は、日本共産党　セクハラを許さない医療生協さいたま有志後援会
sekuharayurusanai@gmail.com へ
期限は２０２４年３月14日までにお願いいたします。

ご回答も公開とさせていただきますこと、ご了承下さい。

草々

2024年2月22日

医療生協さいたま生活協同組合　理事長　日本共産党　埼玉協同病院支部　支部長　雪田慎二　殿

日本共産党　セクハラを許さない医療生協さいたま組合員有志後援会

世話人　平澤民紀

公開質問について

期日までに回答をいただく事ができませんでした。貴殿の不誠実な対応に対し、遺憾ながら公開質問として改めて質問いたします。

今回は医療生協さいたまの事業所後援会に限定して発送いたしました。順次発送の対象を広げることを検討します。早期の回答を期待します。

貴殿は、２０２１年10月27日にご自身が招集した理事会へ、ご自身の責任で前専務理事の自己都合退職を提案させ承認させています。

しかし、貴殿は同年10月17日以前に日本共産党埼玉県委員会の柴岡書記長と協議し、前専務がセクハラ行為で共産党から除名処分される事をご存じでした。

上記の事実に誤りが無いか、貴殿の認識をご回答下さい。①

貴殿は、10月27日の理事会前にご自身で前専務本人にセクハラの真偽を問いただす責任がありました。理事長と専務にしかできない懲戒委員会の招集を行う責任がありました。これらを行わなかったのは貴殿の職務怠慢であり医療生協への背任行為である可能性があります。
上記の職務怠慢・背任行為について、貴殿の認識をご回答下さい。②
回答は、日本共産党　セクハラを許さない医療生協さいたま有志後援会
sekuharayurusanai@gmail.com へ
期限は２０２４年3月14日までにお願いいたします。
ご回答も公開とさせていただきますこと、ご了承下さい。

草々

2024年2月22日

医療生協さいたま　組合員
セクハラを許さない組合員有志後援会　世話人
平澤民紀

医療生協さいたま生活協同組合　代表監事　高橋正己　殿

公開質問について

期日までに回答をいただく事ができませんでした。貴殿の不誠実な対応に対し、遺憾ながら公開質問として改めて質問いたします。
今回は医療生協さいたまの事業所後援会に限定して発送いたしました。順次発送の対象を広げることを検討します。早期の回答を期待します。

貴殿は、2021年に日本共産党埼玉県委員会が前専務を除名処分とした時、県委員としてこの処分の決定に加わりました。貴殿は前専務のセクハラを事実と確認し除名処分とした当事者です。

上記の事実に間違いが無いかご確認をお願いします。①

監事会は規程により「組合員の負託を受けた独立の機関として理事の職務の執行を監査」し、「組合の健全な運営と社会的信頼を確保」（監事監査規則2条）するため「理事に対して監査のために必要とする資料の提出を求め・・関係者に報告を求め」（20条）「よく事実を確かめ」（2条）「理事の不正行為」（15条）を協議し「理事・・に対する助言又は勧告」を「公正普遍な態度」（2条）で執行することが求められています。また、「組合員に著しい損害・・・を招くおそれがある事実を認めたとき、・・・理事に対して助言又は勧告を行うなど、必要な措置を講じる」こと、「理事の行為の差し止めを求める」（19条）事となっています。

貴殿は監事として、ご自身が前専務のセクハラを知っていた以上、雪田理事長が前専務を懲戒せず、高額の退職金を支給し自己都合退職させる提案を差し止める責任がありました。これは代表監事の職務怠慢であり、背任行為です。

上記の問題について、間違いが無いかご確認をお願いします。②

回答は、日本共産党　セクハラを許さない医療生協さいたま有志後援会

sekuharayurusanai@gmail.com へ

期限は2024年3月14日までにお願いいたします。

ご回答も公開とさせていただきますこと、ご了承下さい。

草々

医療生協さいたま生活協同組合理事長　日本共産党埼玉協同病院医局支部長　雪田慎二　殿
医療生協さいたま生活協同組合代表監事　日本共産党埼玉県委員　高橋正己　殿
日本共産党中央委員　日本共産党埼玉県委員長　柴岡佑真　殿

2024年3月1日

平澤民紀

前略
公開質問を医療生協の事業所に送付してから1週間が過ぎました。その後の検討はいかがでしょうか。
本日公開質問状を共産党の各地区委員会と県内の民主団体（新婦人・民青・民商・土建）にもお送りしました。
協議の意志がありましたらその旨をご連絡下さい。回答でなくても結構です。ご連絡をお待ちしています。

草々

医療生協さいたま生活協同組合理事長　日本共産党埼玉協同病院医局支部長　雪田慎二　殿
医療生協さいたま生活協同組合代表監事　日本共産党埼玉県委員　高橋正己　殿
日本共産党中央委員　日本共産党埼玉県委員長　柴岡佑真　殿

2024年3月7日

平澤民紀

前略
公開質問を医療生協の事業所に送付してから2週間が過ぎました。その後の検討はいかがでしょうか。
第29回党大会での一連のパワーハラスメントに端を発した党内ハラスメント問題に対する告発暴露が神奈川のみならず全国で相次いでいます。大阪富田林、福岡、草加のハラスメントとその隠蔽問題がSNS上で厳しい批判に晒されています。この動きは今後さらに加速していくと思います。
本日公開質問状を全国の県連に送りました。マスコミ・SNSでの公開はまだ保留しています。

協議の意志がありましたらその旨をご連絡下さい。回答でなくても結構です。ご連絡をお待ちしています。

草々

2024年4月10日

平澤民紀

医療生協さいたま生活協同組合
専務理事　増永哲士　殿

ご無沙汰しています。専務就任おめでとうございます。遅ればせながらお祝い申し上げます。

さて、お便りいたしましたのは、齋藤前専務による職場内性暴力問題の総括についてです。今年も総代会が近づきました。役員会がこの問題をいかに総括するのか注視し続けています。本来であれば総代として発言すべき所ですが、ご存じの通りそれも困難を極める為、私的にお手紙させていただくこととしました。

齋藤氏の数々の女性問題は、同世代の私たち管理職経験者の内では公然の秘密とも言える頭痛の種でした。女性問題と書いたのは、まだセクハラやジェンダーなどの言葉が社会に普及する前の出来事を含むからです。

私が最初の医療部会出向から帰任し県連教育委員になった時、増永さんと（実名）さんと3人で居酒屋に入った事がありました。その時（実名）さんが「変な女から（齋藤氏に）電話がかかってくるから片っ端から切っている」と話しました。携帯電話が普及する前でしたが、齋藤氏は「変な女」に職場の名刺を渡しているのか?と疑問に思ったのを今も鮮明に覚えています。

この会話を増永さんは忘れている事でしょう。しかし齋藤氏が多くの女性問題を抱え役員が火消しに回っていた事、齋藤氏の女性問題が法人の困り事であった事は忘れ得ないでしょう。

時代は進み、ＭｅＴｏｏｏ運動とフラワーデモが広がり、社会のハラスメントに対する視線は大変厳しいものになりました。エネオスの社長が続けてセクハラで辞任し、自衛隊すら隊内の性暴力を認める時代になりました。宝塚裁判では被告側弁護士の所属までもが社会の批判にさらされ、一転ハラスメントを認め謝罪に追い込まれました。ジャニーズ問題もしかりです。

組織内ハラスメントへの対応は第三者の介入が社会常識になりました。社会から期待されている包括的性教育にも、被害職員に泣き寝入りを強いながら取り組む事は不可能です。こうした社会の発展に、医療生協さいたまが立ち遅れてしまった事を悲しく思います。その理由が齋藤氏を庇う事にあるとなれば尚更です。

職場には、齋藤氏の性暴力被害に遭った方やそれを直接間接に見聞きした職員が実在します。沈黙を強いる事は可能でも職員の良心や不信感に蓋をすることは不可能です。

そして何よりも組合員さんに胸をはって増資をお願いできる医療生協さいたまであるのか、考えていただきたいと思います。

一人や二人ではない性被害者に泣き寝入りを強い、党の口封じに便乗して再発防止論議を怠った役員会を次世代はどう伝えるでしょうか。職場内性暴力を容認し黙認する組織体質を解決できなかった私たちが、次世代の役員に隠蔽の重荷を引き継ぐのは忍びなさ過ぎます。

党が除名処分とし、規約で保障された意見表明の機会も再審査を求める権利も放棄した齋藤氏を役員グループ支部が庇い続ける理由が分かりません。私は２０２１年10月17日に柴岡書記長（現委員長）から、雪田理事長と齋藤氏の性加害と処分について協議したとの報告を受けています。齋藤氏の自己都合退職を承認した理事会の10日前の事です。

雪田先生はこの柴岡氏からの情報に基づき懲戒委員会を招集し、２０２１年10月27日の理事会で齋藤氏を懲戒免職すべきでした。雪田先生が監督不行き届きを謝罪し処分を受ければ済んだ話でした。隠蔽は傷を広げ、今や全日本民医連の増田会長までもが齋藤氏の職場内性暴力を隠蔽する当事者にされてしまいました。

私にお返事がいただけるとは思いませんが、私が知る増永さんは正義感が強く原則的すぎるほどに原則的な増永さんです。その増永専務理事に相応しい英断を下される事を期待しています。

今も私には齋藤氏一人の逸脱でこれ以上党と医療生協と民医連が汚されるのは避けたい思いがあります。しかし私は人権と民主主義を尊重する医療生協と民医連を愛する者として、またジェンダー平等の党綱領を人生の羅針盤とする者として行動します。自浄能力が発揮できない組織は、外部からの力を借りて問題を解決するしかありません。

一人の人権を蔑ろにする組織に人権を尊重することはできないと確信しています。この事を最後にお伝えして筆を置きます。

2024年4月19日

平澤民紀

医療生協さいたま生活協同組合　総務部長理事　内村幸一　殿

ご無沙汰しています。お元気ですか。

さてお便りしましたのは、齋藤前専務の職場内性暴力の総括状況についてのお伺いです。定例総代会が近づいて来ましたので進捗をうかがいます。本来であれば総代として総代会で質問や論議をすべき問題ですが、それが困難である事は総務部長ご自身が良くご存じと思います。

全日本民医連次長時代にも齋藤氏の性加害問題について連絡し合ったことはありましたが、かつて私と大野専務の後任人事について、「増永氏は[redacted]、齋藤氏は女性問題が有る」と話し合った事をお忘れではないと思います。

内村さんは度々自分を「どこの馬の骨か分からない輩」と自虐していました。その内村さんが、一度出された全日本民医連から呼び戻されました。逃亡した齋藤氏の穴埋め人事が一般的な見方です。個人的なモチベーションで齋藤氏を庇った中島氏から後始末を引き継ぎ、その心労では相当であろうと察します。

ハラスメントに対する社会の監視は厳しくなり、セクハラ問題がテレビ新聞に出ない日はありません。自衛隊までも組織内性暴力を認め謝罪し、宝塚問題では団側弁護士の所属までもが社会の厳しい批判にさらされました。

今やハラスメント対応に第三者調査は常識となっています。この点からも役員会と社会の感覚のズレを痛感します。田村委員長のパワハラを党執行部側が否定する事で事済ませられると錯覚している共産党と共通の感覚の様に思えます。

柴岡県委員長（当時書記長）と雪田理事長は、齋藤氏の性加害と処分について自己都合退職を認めた2021年10月27日の理事会よりも早い段階で協議していました。雪田先生は齋藤氏からの辞表を保留し、性加害疑惑について懲戒委員会を招集し吟味すべきでした。柴岡氏と雪田先生は内部通報者擁護の確認までしていた事はご存じですか？

また高橋氏は県委員として齋藤氏の除名処分を決した当事者であり監事として自己都合退職承認の誤りについて勧告する義務があったはずです。しかも組合員からの監査請求を説明無く無視し続けています。高橋氏の利益相反と、雪田先生の生協法違反と背任の疑いは拭いきれません。

中央委員会でこの問題を担当している組織局次長の吉岡氏は、生協グループ（＝役員グループ支部）が言う事を聞かない、他団体には介入できない、と責任回避の発言を続けてきました。この問題で党員に箝口令を出しながらのダブルスタンダードですが、党は最高の処分である除名を決定したとの口実で役員に全責任を押し付けました。

内村さんを協同病院[redacted]に、齋藤氏が内村さんの[redacted]を揶揄して「これほど酷いとは思わなかった」と言ったのを伝えた事は覚えていると思います。「どこの馬の骨」を自覚し[redacted]までさせられた内村さんが主管して高いリスクを負ってまで、党から除名処分を受けた齋藤氏を庇う理由が私には理解で出来ません。

役員会による性加害と除名の隠蔽は、既に増田会長をリンクして全日本民医連にまで飛び火しています。また本部や事務長の中には齋藤氏の辞め方に不審を抱いている職員は多く、齋藤からの性被害に遭った当事者も直接間接に情報を持っている職員も複数実在します。職員に沈黙を強いることは可能でも、良心に蓋をすることは不可能です。そして何よりも組合員に恥かしくない医療生協さいたまの職員集団であるのかが問われていると思います。

生え抜きでないがゆえに見える事、言える事があると思います。内村総務部長の主管としての賢い舵取りを期待し総代会を見守ります。また、自衛をお忘れにならない様にお伝えします。

2024年5月10日
平澤民紀

〇県民医連事務局長〇〇様

先日は感想をありがとう。改めてお礼とお詫びをします。ぜひ全日本民医連の西沢次長に確認をお願いします。多くの人が否定はしても自分で確認しようとしないので嬉しく思い感謝します。

西沢次長に送った文書を同封しますので確認のための資料としてください。また、文書の他にも水曜日の昼休みに定期的に電話で相談をしていました。それは記録には残してありません。中央委員会と協議を開始するまでは自己防衛の為に匿名（さいたまんぞう）での連絡を許してもらっていました。お送りした文書は自由に活用してもらって良いです。

今でも西沢次長がイニシアチブをとって全日本として埼玉を指導していればこのような事態になる前に問題を解決できたと思っており残念に思っています。全日本も党の圧力に屈したのだと思っています。

ぜひ西沢次長からの反応をお知らせ下さい。

こちらからの連絡はこれで最後とします。重ね重ね申し訳ない。

2024年5月13日
平澤民紀

元県議会議員　F様

先日はお疲れ様でした。ありがとうございました。○○は年々音楽イベントとしてのクオリティーが向上している事を感じます（生意気ながら）。
○○の次のライブは○月○日の○○ライブに決まりました。（後段削除）

党内で起きた問題を指摘する事を、あたかも敵を利する行為であるかのように言う党員は少なくありません。私は長い党生活の末、党員が引き起こす様々な不祥事や党内で起きるハラスメントや脱法的行為などの問題を、隠蔽や後回しにするのではなく、その都度組織的にしっかりと反省し再発防止を徹底する事が、このSNSの時代に党と党員の今後にとって必要であるとの結論に至りました。

私自身、党員の性的金銭的不祥事を多くもみ消してきました。[redacted]違反も[redacted]違反もぐるみ[redacted]も形を変えた企業[redacted]も。今更これら全てを明るみにしようとは考えてはいません。しかし、革命の大義の前には不祥事など些細な問題であるといった内輪の理論が党の長期低落の原因の一つになったと考えています。特に不祥事の秘匿が難しく、拡散が早くなったSNSの時代に、敵は反共勢力だけではなく、自分達自身の甘え、つまり法令順守意識の低さであると考えます。

後退の理由の全てを反共攻撃に転嫁し、自分達の足らなさを見つめる事を怠っては党員の成長も党の発展もありません。

共産党の困ったところは、返事をしない事です。都合の悪い問題、答え難い問題は無視する事です。私は80通以上の意見質問訴願を各級機関・各委員会に出し続けました。しかし回答はおろか受理通知すら受け取った事がありません。県内では柴岡県委員長も自身の約束を反故にし内部告発者を見殺しにした問題について沈黙を続けています。

中央が規約に反して党員に回答をしない問題はＳＮＳ上で多数飛び交っています。これは党員に対してだけではありません。最近では中北教授の研究論文を名指しで批判しながら、反論され再反論を要求されても無視を決め込む中央の態度にも表れています。赤旗には再反論された事実すら掲載していません。

おそらくＦさんも私に返事をする事なく、私を変質し堕落したと評価なさるのだと残念に思っています。

もう一つは党員の多くが自分で調べ考えない事です。赤旗の記事や党の方針を批判的に検討するのではなく鵜呑みにする事です。マルクス主義者の基本である「全てを疑え」を忘れてしまった党員が多い事です。

多くの党員が松竹氏の著書を読まずに松竹氏を批判しています。そもそも党内の安保自衛隊問題をめぐる混乱の発端は志位委員長が、２０１５年10月15日の外国特派員記者会見で「現行の日米安保条約の枠内で対応する」、２０２２年４月７日の都道府県委員長会議で志位委員長が「自衛隊を含めて、あらゆる手段を行使」と表明した事等にあるはずです。

しかし多くの党員はこの志位発言を知らず、松竹氏と志位委員長の安保論に違いが無いことすら知らずに松竹氏の安保論を批判しています。

最後は、党の会議で誰も本音を言わない、党の会議が党の誤りを指摘できる場ではなくなってしまった事です。中央委員も含め１３０％目標が達成可能であると思っている党員はいないと思います。Ｆさんも本音では無理だと思っていると思います。

朝日新聞も読売新聞も WashingtonPost も少年ジャンプも、世界中のあらゆる紙と活字の定期発行物が減少を強いられている中で、赤旗だけが増える科学的根拠などあり得ません。

困るのは赤旗が増えない事よりも、本音を話し合えなくなってしまった党員同士の人間関係です。

今のままで党に未来があるとは思えません。自由で民主的で合理的な感覚を持った若者から信頼や親近感を持たれる党になれるとは思えません。

私は党が自浄能力を回復する事こそが党の再生と再躍進の近道だと思っています。

今でも少しだけお返事を期待しています。

私は反共に陥る事はありませんが、一方的に除籍された身としては党から離れていった人々が共産党を大嫌いになる気持ちが少しは分かるようになりました。

もうこちらからお便りする事はありません。

2024年10月29日
元谷中支部担当地区委員　平澤民紀

谷中支部の同志の皆さんへ

前略
医療生協さいたまの齋藤前専務（党員）が不同意性交の罪で除名となりました。これは性被害党員Aさんと私が、柴岡埼玉県委員長（中央委員）へ公益通報して実現したものです。
しかし埼玉県委員長は、Aさんと私にこの事実を秘密にするように命じ、職場支部や労働組合が再発防止活動に取り組めなくしてしまいました。これは明らかに「女性にたいするあらゆる形態の暴力をなくす（綱領9）」に反する誤りです。
医療生協さいたまの雪田理事長（党員）はこれを悪用して、齋藤氏にセクハラは無かったと理事会決定し、逆にAさんを情報漏洩の業務違反で懲罰をしようとしています。
私は公益通報者保護を求め埼玉県委員会、中央組織局、訴願委員会、規律委員会、ジェンダー平等委員会に意見や要請をしましたが回答はもらえませんでした。私はこうした状況でAさんを守るために、やむを得ず弁護士に事実を伝えAさんの弁護を依頼しました。秋間地区委員長は、私のこの行動を「秘密にする命令を破った」として除籍したのです。

私は、秋間さんが柴岡中央委員からの誤った指導によって、私を除籍してしまったのだと信じています。なぜなら女性への性暴力の再発防止論議や公益通報者を保護する活動が党の綱領と規約に違反するはずが無いからです。私の除籍を谷中支部に知らせず決定した強引な手続きも、柴岡中央委員からの指導であり、秋間さんの本意ではないと思います。
秋間さんは、谷中支部のLCに「平澤氏は他の地区で再入党すれば良い」と説明されたそうですが、私は谷中支部で誤解を解いていただき谷中支部に復党したいと願っています。

是非、谷中支部の同志の皆さんに私の話しを聞いていただき、支部として私の復党を後押ししていただきたいと願っています。
是非ともお願いいたします。

2024年11月9日
埼玉県委員会前にて　平澤民紀

柴岡埼玉県委員長への意見提案

柴岡県委員長、私はあなたへ党規約第五条に基づき多くの意見提案書を送りました。しかしあなたからは一通の回答も返ってはきませんでした。

私はあなたのこの規約違反に対し、規約に基づきスタンディングという形で意見と改善要求を伝える事とします。２０２４年10月28日総選挙の結果についての常幹声明「党内外のみなさんのご意見に耳を傾け」に沿って今度こそ回答をお願いします。

柴岡県委員長、あなたは２０２１年１月28日に、埼玉民医連＝医療生協さいたまの齋藤前専務の性被害者から公益通報を受けました。

あなたはその時通報者に対し、二次被害を生まない・セクハラを根絶する・自己改革の為の調査を実施する、の３つの約束をしました。

しかし、２０２４年11月９日現在、この３つの約束は一つも果たされていません。早急に約束を実行に移しましょう。まずはセクハラの実態把握の為の調査を行いましょう。

あなたは通報を受けて齋藤氏を除名処分としました。しかし、この事実を職場はおろか党員にも隠蔽しました。その上、２０２２年10月12日に党内に箝口令を出し、被害女性に対しても相談を含めた他言を禁じ、労組への訴えも禁じるセカンドレイプを行いました。

さらに２０２１年10月17日には公益通報者保護に反し、通報者の情報を齋藤氏の上司である雪田理事長に漏洩しました。

早急にこの10・12箝口令を撤回し、労組や職場で党員がセクハラ再発防止の先頭に立てる様にしましょう。

雪田氏はこの箝口令を悪用し、齋藤氏のセクハラを否定し退職金を支給し自己都合退職させるという背任行為を行いました。さらに公益通報をした被害女性に報復の懲戒圧力をかけました。

また高橋監事は県委員として、齋藤氏のセクハラと除名処分の経過を全て知る立場にありながら、雪田氏の背任行為に対する監査請求を無視し、齋藤氏のセクハラ隠蔽に加担し続けました。

そしてあなたは、この雪田氏の背任行為と公益通報者保護違反と高橋氏の職務放棄を傍観し、勇気ある公益通報者を見殺しにしました。公党の責任者としてあるまじき行為です。

あなたの党綱領違反と党規約違反は明確です。直ちに県委員長の職を辞し、後継者によるセクハラ再発防止の取り組みを保障しましょう。除籍を自己申請し、党専従の職を辞しましょう。

埼玉県委員会が埼玉民医連＝医療生協さいたまで起きた党員セクハラ問題を全く解決できない事実は党内ハラスメントを党内で解決するのが不可能である事を示しています。

ハラスメントは党内問題ではありません。党内ハラスメントの党内解決は不可能です。第三者機関を設置し、このセクハラ問題を速やかに解決しましょう。

平澤民紀（ひらさわ・たみき）

1962年生まれ　２世党員
1982年入党　2023年除籍
1986年　埼玉中央医療生協（現・医療生協さいたま）入職
パートナーと二人暮らし
趣味はドラム、家庭菜園、卓球、サル学、古墳めぐり
Facebook、Xは実名

日本共産党と医療生協・民医連の民主的再生のために

2025年4月23日　初版1刷発行
著　者　平澤民紀
発行者　岡林信一
発行所　あけび書房株式会社
〒167-0054　東京都杉並区松庵3-39-13-103
☎ 03.-5888- 4142　FAX 03-5888-4448
info@akebishobo.com　https://akebishobo.com

印刷・製本／モリモト印刷
ISBN978-4-87154-279-1　C0031